남자의 마흔

남자의 마흔 – 내 몸을 얼마나 아십니까?

초판 1쇄 인쇄 2014년 1월 10일
초판 1쇄 발행 2014년 1월 15일

지은이 아키시타 마사히로
감 수 이지한
펴낸이 양동현
펴낸곳 아카데미북
출판등록 제 13-493호
주소 136-034, 서울 성북구 동소문로13가길 27번지
전화 02) 927-2345 팩스 02) 927-3199

ISBN 978-89-5681-146-8 / 13510

＊잘못 만들어진 책은 구입한 곳에서 바꾸어 드립니다.

Otoko ga 40 wo Sugite Nantonaku Fucho wo Kanjihajimetara Yomuhon
Copyright ⓒ Masahiro Akishita 2012
Korean translation rights arranged with Medical Tribute, Inc. through Japan UNI Agency, Inc., Tokyo and PLS Agency, Seoul

www.iacademybook.com

이 도서의 국립중앙도서관 출판시도서목록(CIP)은
e-CIP홈페이지(http://www.nl.go.kr/ecip)와 국가자료공동목록시스템(http://www.nl.go.kr/kolisnet)에서
이용하실 수 있습니다. CIP제어번호 : CIP2013010020

내 몸을 얼마나 아십니까?

남자의 마흔

아키시타 마사히로 지음
이지한(유쾌한비뇨기과 원장) 감수

아카데미북

마흔의 건강으로
인생 2막을 준비하라

이 책이 처음 출간된 일본은 대표적인 노인의 나라이다.

일본 정부가 발표한 '2013년 고령자 백서'에 따르면 65세 이상의 고령 인구가 사상 최초로 3천만 명을 돌파하여 인구 4명 가운데 1명이 노인인 초고령 사회로 이미 진입했다.

그렇다면 우리나라는 노령화 현상과 관계가 없을까? 현재 우리나라도 65세 이상의 고령 인구가 1990년대에 비해 10배 이상 증가하여, 노령화 지수15세 미만 인구 대비 노령 인구의 비율가 2003년 41.3%에서 2013년에는 80%를 넘을 것이라는 전망으로 보아 노령화가 빠르게 진행되고 있음을 알 수 있다. 또한 유엔에서 발표한 '2012년 세계 인구 전망 보고서'에 따르면 2095년~2100년에는 우리나라 평균수명이 95.5세가 되어 홍콩과 일본을 제치고 세계 최장수 국가가 될 것이라고 했다.

노령화가 급격하게 진행되면서 우리나라 사람들의 생각에도 변화가 생겼다. 단순한 수명 연장으로 오래 살기보다는 나이가 들어서도 건강하고 쾌적한 노후, 즉 삶의 질을 높이고자 하는 욕구가 강해지고 있다.

이렇듯 건강한 노년과, 노년을 건강하게 준비하는 중년의 삶에 대한 관심이 증가하고 있는 상황에서, 이웃나라 일본에서 발간되어 좋은 반응을 얻은 이 책 《남자의 마흔》의 우리나라 출간은 시의적절하고 반갑다.

다년간의 진료 경험과 지식을 가지고 있는 필자가 남성 갱년기의 증상과 자가 진단법, 예방법과 치료법 등 남성 갱년기 전반에 관한 내용을 알기 쉽게 써서 이 질환을 처음 접하는 사람도 이해하기 쉬울 것이라 생각한다.

노령화의 진행과 함께 우리나라에서도 언론을 통해 남성 갱년기에 대한 인식이 점진적으로 확산되고 있지만, 매일 임상에서 환자를 진료하는 입장에서 보면 남성 갱년기에 대한 이해는 아직까지도 매우 부족하다. 사람들은 남성 갱년기 질환으로 나타나는 다양한 신체적, 정신적 이상을 노화의 한 과정으로 생각할 뿐 아니라 심지어 남성 갱년기 질환을 '불치병'으로 잘못 알고 있어 참으로 안타깝다.

남성 갱년기는 나이가 들면서 고환의 남성호르몬 분비 능력이 점진적으로 감소하기 때문에 생기는 질환이다. 그에 따른 증상으로 성욕 감퇴, 발기부전, 수면 중 발기 빈도·정액의 양 감소와 같은 성기능 장애와,

근육량 감소, 근력 저하, 복부 지방 축적에 따른 비만, 골다공증과 같은 신체적인 이상을 초래한다. 또한 우울증, 치매, 기분 장애, 인지 기능 이상, 수면 장애와 같은 정신적, 심리적인 이상도 빈번하게 나타난다.

남성 갱년기 질환이 다양한 증상을 보이지만 치료는 의외로 간단하다. 부족해진 혈중 남성호르몬을 보충하면 대부분의 증상들이 극적으로 호전된다. 따라서 남성 갱년기 증상이 나타나면 전문의의 정확한 진단을 받고, 치료법인 남성호르몬 보충 요법과 더불어 규칙적인 운동, 충분한 수면, 흡연과 지나친 음주를 삼가는 등의 건강한 생활 습관을 실천하면 남성 갱년기를 효과적으로 극복할 수 있다.

자신이나 주변 사람들이 남성 갱년기를 겪고 있다면 진료 받기를 주저하지 말라. 남성 갱년기 질환을 방치하면 더 심각한 질병으로 이어질 수도 있다.

마흔은 인생 2막을 위한 출발선이다. 예전처럼 숨 가쁘게 달려갈 수는 없겠지만 달려온 만큼의 거리를 앞으로 더 가려면 건강한 신체를 유지해야 한다. 활기찬 삶을 살 수 있는 방법을 저버리지 않기를 바란다.

2014년 첫 달
유쾌한비뇨기과 이지한

남자 마흔, 갱년기와 노화를 인정하자

프랑스에는 '청년에게 마흔은 늙은 것이고 노인에게 쉰은 젊은 것이다.'라는 속담이 있다.

중년기中年期인 40~50대는 아직은 젊은 나이이고, 인생은 지금부터라고 생각할 수 있다. 하지만 반대로 '나도 이제 나이가 들었구나. 얼마 남지 않았어.'라며 비관적으로 받아들이는 사람도 있을 것이다.

프랑스 속담이 나이에 대한 인식이 절대적이지 않다는 것을 강조하고 있듯이 사람마다 나이에 대한 인식이 다르다. 하지만 대부분의 사람들이 남자 나이 40~50대가 인생에서 가장 중요하면서도 힘든 시기라는 것에 동의할 것이다.

회사에서는 중간 관리자로서 조직의 요구에 부응해야 하고 부하 직원을 이끌어야 한다. 가정에서는 회사 업무에 대해 하소연도 못하고 좋은 아빠, 든든한 남편으로 살아야 한다. 40~50대는 회사에서든 가정에서든 어깨에 무거운 짐을 지고 살아가는 시기이다. 어깨에 짊어진 짐이 많은 만큼 가장 충실하게 보내야 하는 시기이기도 하다.

남자 나이 40~50대는 온 힘을 다 쏟아붓는 시기지만 20~30대처럼 힘이 넘치지 않는다. 예전처럼 활력을 찾기 위해서는 건강에 관한 지식을 쌓고, 몸과 마음을 마음껏 활용할 수 있는 지혜가 절실하다.

왠지 몸이 무겁고 의욕이 없어지고 기력 또한 약해지는 것을 경험하면서 이런저런 건강 지식을 찾아보게 된다. 우울증은 아닌지 걱정되어 병원을 찾아가 봐도 의사는 우울증이 아니라고 한다. 이럴 때는 어떻게 해야 할까?

남성을 무기력하게 만드는 증상으로 '남성 갱년기 증후군'이라는 것이 있다.

이 증상은 신체의 변화, 즉 남성호르몬 때문에 생기는 병인데, 사람들에게 제대로 알려져 있지 않다. 최근 행해진 연구에서 호르몬이 줄어들거나 균형이 무너지면 무기력증이 생기고, 노화가 급속히 진행된다는 사실이 밝혀졌다. 이런 증상이 심해지면 몸과 마음의 질병으로 이어진다.

다행히 질병은 예방과 치료가 가능하다. 남성 갱년기 증후군의 예방과 치료를 위해 세계적으로 주목을 받고 있는 것이 바로 '남성호르몬'이다.

현재 일본인의 평균수명은 여성이 약 86세, 남성이 약 80세이다 (2011년 통계청 발표 한국인의 평균수명은 여성이 84.4세, 남성이 77.6세이다 - 편집자 주). 하지만 자리에 누워 지내는 장수는 의미가 없다고 생각한다. 40~50대는 현재도 중요하지만 노후를 대비해야 하는 시기라는 점에서도 중요하다.

미국 독립의 아버지라로 불리는 토머스 제퍼슨 Thomas Jefferson 은 이런 말을 했다.

"신체가 쇠약해진다고 생각하면 우울하다. 하지만 더 무서운 것은 신체가 마음을 잃는 것이다."

'마음을 잃은 신체'란 무엇을 의미할까? 배움을 멈추고 생각도 하지 않고 삶에 대한 의욕을 잃어버린 상태가 아닐까. 무언가를 생각하고 그에 따라 행동하려면 지식과 지혜가 필요하다. 올바른 지식과 지혜로써 어려움에 직면한다면 나이를 먹는다는 것이 우울한 일만은 아니다.

남성호르몬은 남자에게 매우 중요하다. 남성호르몬이라는 관점에서 바라본 '무기력의 의학'에 관한 지식을 알아 두는 것은 중년과 노년의 삶을 위해 매우 중요하다.

이 책이 그런 점에서 도움이 되길 바란다.

아키시타 마사히로

목차

추천사 | 마흔의 건강으로 인생 2막을 준비하라 • 4
머리말 | 남자 마흔, 갱년기와 노화를 인정하자 • 7

1 남성 건강의 열쇠, 안드로겐

● 사례 1 | 우울증이라 생각했던 무기력에서 벗어나다 • 16

남성을 무기력하게 만드는 '갱년기 증후군' • 18

얼굴을 보고 대화해 보면 알 수 있다 • 20

남성도 갱년기장애를 겪는다 • 22

여러 가지 병의 원인이 되는 LOH 증후군 • 25

'LOH 증후군'이란 무엇인가? • 28

우울증으로 착각하기 쉬운 LOH 증후군 • 31

하반신에도 증상이 나타난다 • 34

대사 증후군의 배경에 안드로겐이 있다 • 36

안드로겐이 수명을 결정한다? • 42

여성이 더 장수하는 이유는? • 47

2 이런 사람이 가장 위험하다

호르몬이란 무엇인가? • 54

남성다움의 근원은 안드로겐 • 56

모든 남성은 LOH 증후군의 예비군 • 58

아침에 높은 안드로겐 수치 • 62

LOH 증후군 최대의 적은 스트레스 • 64

갑자기 살이 쪘다면 주의하라 • 67

LOH 증후군을 나타내는 위험 신호 • 68

우울증인가, LOH 증후군인가? • 69

● LOH 증후군 자가 진단 방법 • 72

3 안드로겐을 알면 남자의 미래가 보인다

LOH 증후군은 다양한 질병의 신호 • 78

'PDE5 억제제'에 대한 올바른 인식 • 83

안드로겐과 전립선 질환 • 87

LOH 증후군과 생활습관병의 관계 • 90

LOH 증후군과 노년의 거동 불편 • 92

안드로겐이 치매를 예방한다? • 96

4 남성에게도 여성호르몬이 있다

남성의 에스트로겐, 여성의 안드로겐 · 104

약손가락 길이와 태아기의 테스토스테론 · 107

세계가 주목하는 안티에이징 호르몬 · 109

DHEA는 에스트로겐과 테스토스테론의 후보 선수 · 112

결혼과 테스토스테론 수치 · 115

대머리는 안드로겐 때문인가? · 118

노네날과 테스토스테론의 관계 · 120

5 안드로겐을 증가시키는 생활의 지혜

스트레스를 조절해야 한다 · 124

부교감신경 우위의 상태로 만들어라 · 126

칭찬을 받으면 안드로겐이 증가할까? · 128

테스토스테론을 증가시키는 간단한 방법들 · 130

양파가 안드로겐을 증가시킨다? · 133

레드 와인의 레스베라트롤을 주목하라 · 134

항산화 물질을 섭취한다 · 136

담배와 술을 멀리한다 · 139

6 문제가 생겼을 때 어떤 의사를 찾아야 할까

어떤 의료 기관을 선택할까? · 144

LOH 증후군은 혈액검사로 알 수 있다 · 146

주사 이외의 호르몬 보충 요법 · 150

호르몬 보충은 언제까지 해야 하나? · 156

변화를 점검면서 호르몬 보충량을 정한다 · 158

새로운 인생의 시작 · 160

● 사례 2 | 호르몬 보충 요법으로 활력과 ED까지 개선 · 162
● 사례 3 | 지옥에서 살아 돌아온 것 같은 기쁨 · 164

Late-Onset Hypogonadism syndrome

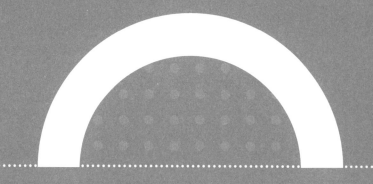

1장
남성 건강의 열쇠,
안드로겐

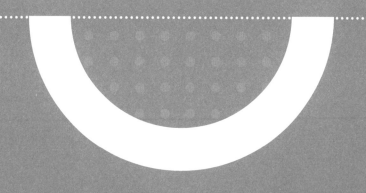

우울증이라고 생각했던 무기력증에서 벗어나다

A씨(45세)는 영업부의 중간 관리자이다. 여름에는 테니스를 하고, 겨울에는 스노보드 snowboard 를 즐기며, 틈틈이 모형 만들기를 즐기는 등 취미가 많았다.

일본의 불경기가 계속되면서 A씨가 다니는 회사는 돌연 연봉제를 도입했다. A씨는 반발하는 부하 직원들을 관리하는 한편 부서의 성과를 높이기 위해 날마다 야근을 했다.

바쁜 날들이 이어지면서 A씨는 아침에 잠자리에서 일어나기가 점점 힘들어졌다. "벌써 또 하루가 시작됐군." 하고 걱정이 앞서면서 몸과 마음이 무기력해졌다. 처음에는 수면 부족이 원인이라고 생각했지만, 휴일에 충분히 잠을 자도 상태는 나아지지 않았다. 다양하게 즐기던 취미 생활도 그만두어 버렸다. 기분 전환용으로 소설을 읽어 보려 했지만 끝까지 읽지도 못하고, 지하철에서 내릴 역을 지나치는 일도 생겼다.

우울증이라고 생각한 A씨는 병원에서 진료를 받고 항우울제를 복용하기 시작했다. 하지만 약은 효과가 없었고 부작용이 심해졌다. 오히려 '이런 상태가 악화되는 건 아닐까?'라는 생각에 불안감이 들고 기분도 더욱 우울해졌다.

무기력감을 느끼기 시작한 지 6개월 정도 되었을 무렵 직장 동료가 진찰을 다시 받아 보라고 권했다. A씨는 지푸라기라도 잡는 심정으로 병원에 가서 진찰을 받고, 2주 간격으로 남성호르몬 주사를 맞기로 했다.

첫 두 달간은 특별한 효과를 실감할 수 없었지만 썩 내켜 하지 않으면서도 인터넷에서 본 모형을 사서 조립해 보았다. 생각보다 쉽게 완성되자 잠시나마 예전의 흥미와 기분이 느껴졌다. 이 일을 계기로 A씨는 여러 가지 일에 흥미가 살아나 테니스를 다시 시작했고, 겨울에는 스노보드를 타러 갔다.

그 뒤로 서서히 호르몬 주사를 줄여 나갔고, 마침내 의사에게서 "완치되었다."라는 말을 듣고 치료를 마쳤다.

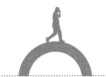

남성을 무기력하게 만드는
'갱년기 증후군'

남성 갱년기는 남성 호르몬의 분비가 급격히 줄어듦으로써 발생한다. 증상은 우울증과 비슷하지만 우울증 치료로는 증상이 개선되지지 않는다. 이 병의 정식 명칭은 'LOH^{Late-Onset Hypogonadism, 후기발현성선기능저하증} 증후군'이라고 한다.

익숙하지 않은 병명이지만 '남성 갱년기 증후군'에 대해서는 방송에서도 자주 소개되고 있다(최근 한국에서도 방송과 신문을 통해서 꾸준히 알려지고 있다 - 편집자 주). 이 병의 증상은 우울증처럼 의욕이 떨어지고, 초조함·불안감·피로감 등을 느끼는 것이 특징이다. 몸이 무겁고, 덥지 않은데도 땀이 나거나, 달아오름·현기증·근육통 등 신체의 이상을 느끼는 경우도 있다. 가장 큰 특징은 성 기능이 현저하게 떨어진다는 것이다. 즉 '아침 발기'의 유무가 LOH 증후군의 지표가 된다.

의욕이 없고, 운동을 하지 않았는데도 근육통이 계속되고, 아침에 발기가 되지 않는 증상은 누구라도 경험할 수 있다. 그래서 최근에 좀 무리해서 피곤한 것이라며 병원에 갈 정도는 아니라고간과하고 만다. 하지만 이 증상 뒤에 감춰진 것이 바로 LOH 증후군이다. 만일 당신도 LOH 증후군이 의심된다면 먼저 73페이지의 체크리스트를 확인해 보기 바란다.

LOH 증후군은 지나친 스트레스 등이 원인이며, 남성 누구에게나 생길 수 있는 질병이다. 현재 LOH 증후군 증상을 겪고 있는 사람이 일본에만 600만 명이 된다는 통계가 있을 정도로 일반화된 질병이기도 하다.

얼굴을 보고
대화해 보면 알 수 있다

나는 많은 LOH 증후군 환자들을 진료해 왔다. 오랜 경험으로 얼굴만 보아도 남성호르몬이 부족한지 아닌지 알 수 있다. 예를 들면 다음의 유형이 있다.

- 딱 봤을 때 허약해 보이고 힘이 없다.
- 눈동자에 힘이 없고 피부의 윤기도 없다.
- 목소리가 작고 대화 내용도 부정적이다.
- 모든 일에 의욕이 없어 보인다.

그렇다면 한마디로 말해 우울증 경향이 짙다.

이런 남성들의 남성호르몬을 측정해 보면 대부분이 낮게 나타난다. 일반적으로는 '남성호르몬'이라고 지칭하지만, 의학 용어로는 '안드로겐androgen'이라고 한다. '테스토스테론testosterone'과 'DHEA디하이드로에피안드로스테론Dehydroepiandrosterone' 등을 아울러 '안드로겐'이라고 한다.

LOH 증후군 환자는 허약해 보이고, 눈동자에 힘이 없고, 우울증 경향이 있다.

당뇨병이나 심부전을 앓고 있는 사람은 테스토스테론 수치가 낮은 경향이 있다. 그리고 '대사 증후군metabolic syndrome : 고혈압·고지혈증·고혈당·인슐린 저하성·비만 등 심혈관계 질환을 발생시키는 질환이 동반되어 나타나는 상태'이라는 증상이 있는 사람도 테스토스테론 수치가 낮은 편이다. 중년 이상의 연령대에서 대사 증후군에 해당하는 남성은 대부분 테스토스테론의 수치가 낮다.

남성도
갱년기장애를 겪는다

여성에게 갱년기장애가 있다는 것은 잘 알려진 사실이다. 여성은 50세 전후가 되면 폐경[閉經]과 함께 여성호르몬인 에스트로겐[estrogen]의 분비가 급속히 떨어진다(그림1). 자율신경·뇌·혈관·뼈 등에 작용하는 에스트로겐이 부족해지면, 심장 두근거림·불면증·초조함·두통·현기증·어깨 결림·요통·달아오름·발한·저림·식욕부진·피로감 등의 다양한 증상이 나타난다. 이때 부족한 에스트로겐을 보충해 주면 상태가 개선된다. 이렇듯 여성의 갱년기장애 증상은 에스트로겐의 분비가 빠르게 줄어들 때 나타난다.

여성의 갱년기장애와 비슷한 증상이 중년 남성에게도 나타난다. '남성에게도 갱년기장애가 있다.'라는 말을 들어 보았을 것이다. 여기서 말하는 남성의 갱년기장애는 'LOH 증후군'을 의미한다.

하지만 남성의 안드로겐 저하는 여성의 경우와는 좀 다르다. 여성은 폐경이 되면서 에스트로겐 분비량이 급격히 줄어드는 것이고, 남성의 안드로겐은 나이가 듦에 따라 자연스럽게 줄어드는 것이다. 그런데 스트레스 등 특정한 상황에 의해 안드로겐이 급격히 줄어들면 다양한 증상이 나타난다.

오랜 기간 동안 남성의 갱년기장애는 나이에 따른 변화와 생리적 노화에 의한 것이라고 여겨져 왔다. 서서히 진행되므로 잘 드러나지 않아 의학적 연구 대상이 되지도 않았다. 의사들은 중년 남성이 호소하는 신체의 이상을 정신적인 것으로만 여겼다.

여성 갱년기장애의 전형적인 증상으로 '안면 홍조'라고 알려진 '발한'과 '달아오름'을 들 수 있다. 이는 에스트로겐이 줄어들면서 혈관 수축이 제대로 조절되지 않아 일어나는 것이다.

남성은 여성에 비해 급격한 발한이 생기는 경우는 많지 않다. 안드로겐이 줄어듦으로써 생기는 증상이 여성처럼 뚜렷하지 않고, 당사자인 남성들이 심각한 병이라고 인식하지 않아 병을 참아 왔다. 그 결과 중년 남성의 건강이 악화된 것이다.

그런데 최근의 연구들에서 마흔을 넘긴 남성이 경험하는 다양한 증상들이 안드로겐의 부족 때문이며, 그 증상이 여성의 갱년기와 비슷하다는 것도 밝혀졌다. 증상이 악화되면 업무를 처리하면서 실수가 잦아지고, 배우자와 성관계도 줄어드는 등 한 사람으로서의 삶이 무너진다.

여러 가지 병의 원인이 되는
LOH 증후군

중년 남성이 호소하는 정신적·육체적 문제의 원인이 단순히 노화 때문만은 아니다.

성 기능을 예로 들어 보자. 여성은 에스트로겐이 줄어들면 질 등의 생식기가 위축된다. 이 때문에 성관계 시 통증이 생겨 잠자리를 거부하거나 소극적으로 변한다. 남성의 경우는 안드로겐의 저하가 성욕의 감퇴, 나아가 ED ^{Erectile Dysfunction : 발기부전} 로 이어진다. 이런 증상의 하나가 아침 발기가 없어지는 것이다.

일반적으로 여성은 폐경이 오면서 살이 찐다. 동맥경화·고지혈증·고혈압·골다공증 등도 폐경 후에 증가한다 (그림1).

남성도 안드로겐의 저하와 함께 근육이 줄어들고 지방이 증가한다.

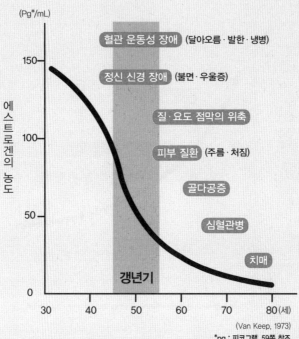

그림1 에스트로겐의 저하로 생기기 쉬운 여성의 질병

(Pg*/mL)

에스트로겐의 농도

혈관 운동성 장애 (달아오름·발한·냉병)

정신 신경 장애 (불면·우울증)

질·요도 점막의 위축

피부 질환 (주름·처짐)

골다공증

심혈관병

치매

갱년기

30 40 50 60 70 80(세)

(Van Keep, 1973)
*pg : 피코그램, 59쪽 참조

여성 갱년기에는 에스트로겐이 급속히 줄어든다.

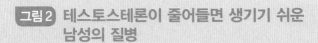

그림 2 테스토스테론이 줄어들면 생기기 쉬운 남성의 질병

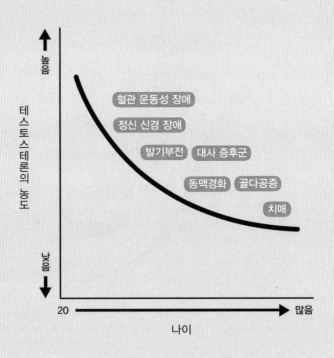

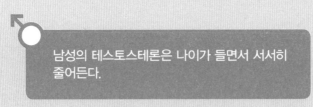

남성의 테스토스테론은 나이가 들면서 서서히 줄어든다.

이른바 대사 증후군에 노출되는 것인데, 이렇게 되면 뇌졸중이나 심장병 등이 생기기 쉬워진다. 최근에는 치매에 걸릴 확률이 높아진다는 연구 결과도 있었다 (그림2).

이렇듯 여성과 남성의 호르몬 저하로 나타나는 증상이 매우 비슷하다. 이를 토대로 남성의 갱년기장애에 관한 연구가 진행되고 개념이 확립된 것이다. 물론 일본에서는 이 모든 변화가 최근 10여 년 사이에 일어났다.

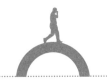

'LOH 증후군'이란
무엇인가?

현재 일본에서는 '남성 갱년기장애'라는 말보다 'LOH 증후군'이라는 말을 많이 사용하고 있다. (우리나라에서는 '남성 갱년기'라는 용어가 가장 많이 쓰이고 있다.)

'갱년기更年期'라는 말은 특정 연령층을 가리키는 말이다. 여성의 평균 폐경기 연령인 50세 전후 5년간으로, 일반적으로 45~55세의 연령층을 말한다. 여성의 갱년기장애는 기간이 한정된 질병이다. 게다가 여성의 경우 '폐경'이라는 변화를 기준으로 하지만, 남성은 여성의 폐경처럼 특정한 변화가 없는 상태에서 갱년기장애가 찾아온다. 또한 안드로겐의 저하로 인한 증상은 더 넓은 연령대에서 나타난다. 이런 의미에서 '남성 갱년기장애'보다는 'LOH 증후군'이라고 하는 것이 더 정확하다고 볼 수 있다. LOH 증후군은 40세 이상의 남성에게서 나타나는 질병으로, 건강한 남성도 안드로겐은 생애에 걸쳐 점진적으로 줄어든다.

최근 일본에서는 '여성의 갱년기'라는 말을 사용하지 않는 추세이다. 아무래도 '갱년기'라는 표현이 듣기에 별로 좋지는 않기 때문인 것 같다. 산부인과 용어로 '갱년기' 다음은 '노년기'이다. 평균수명이 50~60세였던 시대에는 맞는 말이었겠지만, 고령화 사회인 요즘에는 적절한 표현이라고 할 수 없다.

> LOH 증후군은 40대 남성의 성호르몬이 갑작스럽게 줄어들면서 나타나는 질병이다.

'LOH 증후군'이라는 용어도 'LOH'가 '로ᄒᆞ'를 떠올리게 해서 어감이 좋지 않다고 지적하는 의사도 있다. 한편으로는 안드로겐 수치가 '낮다'는 의미에서 'high'와 'low'의 'low'를 연상하는 경우도 있는 듯하다.

LOH 증후군 전에는 'PADAM Partial Androgen Deficiency in Aging Male'이라는 용어가 사용된 적도 있었다. 번역하자면, '남성호르몬 부분 결핍증'이라고 할 수 있는데, 안드로겐은 나이가 들면서 서서히 줄어들기 때문에 '부분 결핍'이라는 표현은 적절하지 않다.

최근에는 'TDS Testosterone Deficiency Syndrome : 테스토스테론 결핍 증후군'라는 말도 사용되기 시작했다. 하지만 최근 일본에서는 'LOH 증후군'이라는 말이 정착되려는 조짐이 보인다. 이미 신문이나 방송에서 LOH 증후군에 대해 자주 다루어지고 있기 때문이다.

　우리나라 일반인들은 '남성 갱년기'라는 용어에 더 친숙하고 많이 쓴다. 반면 의학계에서는 'LOH 증후군'을 가장 많이 쓰는데, 최근 '후기Late'라는 용어의 개념이 모호하므로 '남성호르몬 결핍 증후군(TDS)'으로 개정하자는 움직임이 있지만, 공식적으로 채택되지는 않았다. 예전에는 '남성 갱년기', '남성 폐경기', 'PADAM', 'ADAM Androgen Decline in the Aging Male' 등으로 혼용하였다.

　어느 TV 프로그램에서 LOH 증후군 관련 방송을 한 뒤에, 한 할머니가 나를 찾아왔다.
　"나도 LOH 증후군인 것 같은데 어느 병원에 가서 진찰을 받아야 하나요?"
　"할머니는 절대로 LOH 증후군이 아닙니다. LOH 증후군은 남성에게서 나타나는 질병이거든요. 할머니는 '노년 증후군'일 것 같네요."
　'노년 증후군'이란 비틀거림·우울증·근력 저하·넘어짐·요실금·치매 등 요양을 받아야 하는 증상들을 총칭하는 말이다. LOH 증후군과 중복되는 부분도 있지만 고령자 특유의 병으로 남녀 모두에게 해당된다.
　안드로겐 결핍 증상은 어린이에게서도 나타난다. 어린이에게 안드로겐이 부족하면 성장 장애를 일으키는데, 이는 어디까지나 어린이 질환으로, LOH 증후군과는 별개이다.

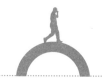

우울증으로 착각하기 쉬운 LOH 증후군

지금부터 LOH 증후군의 구체적인 증상을 살펴보자.

LOH 증후군의 증상은 매우 다양하지만 의학적으로는 다음 페이지에 나오는 [표1]처럼 정리할 수 있다. 좀 더 알기 쉽게 설명해 보겠다.

먼저 LOH 증후군의 발단이 되는 것은 다음과 같은 정신적 증상이다.

- 우울
- 초조
- 불안
- 피로
- 불면
- 주의 산만집중력 결여

표1 LOH 증후군의 증상

① 성욕 및 발기(특히 야간 수면 시) 기능의 질과 횟수 감퇴

---

② 지적 활동과 인지력·판단력*의 저하. 피로감·우울·조급함 등의
기분 변화

---

③ 수면 장애

---

④ 근육 양과 근력 저하로 인한 체중의 감소

---

⑤ 내장 지방의 증가

---

⑥ 체모와 피부의 변화

---

⑦ 골 무기질bone mineral 저하로 골감소증과 골다공증의 골절 위험 증가

---

* '여기가 어디지?', '오늘이 몇 월 며칠이지?' 등 시간과 방향의 기본적인 감각 감퇴

이런 증상과 밤에 좀처럼 잠이 오지 않고, 낮에도 집중력이 떨어지고, 무기력한 상태가 지속되는 증상이 함께 나타난다.

주의할 점은, 단순한 우울증과 구별하는 것이다. 현대사회에는 우울증을 앓는 사람이 매우 많으며, 우울증 증상과 LOH 증후군의 증상이 상당 부분 중복되므로 구별 또한 쉽지 않다.

이때 쉬운 구별 방법 가운데 하나가 혈중 테스토스테론 수치를 측정해 보는 것이다. 테스토스테론 수치가 낮으면 LOH 증후군일 가능성이 높다. 반면 우울증인 사람의 테스토스테론 수치는 별로 낮지 않다. 테스토스테론의 수치가 낮지 않으면서 유사한 증상을 보이는 사람은 우울증일 확률이 높으므로 신경정신과에 방문해서 의사의 진료를 받아 보는 것이 좋다.

LOH 증후군과 우울증은 단순히 증상만 비슷할 뿐 원인은 다르다. 예를 들어 회사에서 실수를 해서 상사에게 질책을 받아 우울하고, 일할 의욕을 잃은 사람이 있다고 하자. 그래서 스스로 우울증이라고 판단하여 신경정신과에 가서 항우울제 처방을 받아 복용했지만 전혀 개선되지 않았다. 이런 경우 LOH 증후군을 의심하고 전문의를 찾아가야 한다.

결국 정신적인 증상만으로 LOH 증후군인지 아닌지를 판단하기는 어렵다는 말이다. 신체는 물론 성 기능 증상까지 확인한 다음에 종합적으로 판단해야 한다.

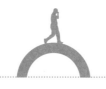

하반신에도
증상이 나타난다

신체적인 증상으로는 다음과 같은 것이 있다.

- 전신 권태감
- 요통
- 등 근육통
- 어깨 결림
- 발한
- 달아오름
- 현기증
- 심장 두근거림
- 성욕 감퇴

● ED 발기부전

허리·등·어깨의 통증은 안드로겐이 줄어들면서 근육이 위축되어 생긴다. 즉 LOH 증후군의 전형적인 증상이다.

ED와 성욕 감퇴도 LOH 증후군의 두드러진 특징 가운데 하나이다. 특히 주목해야 할 부분이 새벽의 발기 현상이다. 배우자와의 성관계가 없음에도 불구하고 새벽 발기가 일주일에 한 번도 일어나지 않는다면 안드로겐이 크게 줄어들었을 가능성이 높다.

발기는 페니스의 동맥 확장으로 해면체에 혈액이 유입되어 이루어지는 것이며, 이때에도 테스토스테론이 큰 역할을 한다. 테스토스테론이 감소하면 동맥 확장이 어려워져서 마침내 ED로 이어진다.

ED를 개선하기 위해 비뇨기과에 가서 혈중 테스토스테론 수치를 측정해 보니 LOH 증후군이었다는 사례가 종종 있다. 물론 당뇨병의 합병증으로 인한 ED나 수술 또는 외상 후 ED도 있다. 하지만 중년기 이후에 '발기부전'을 겪는 대부분의 사람은 LOH 증후군으로 보인다.

대사 증후군의 배경에
안드로겐이 있다

앞서 언급한 것처럼 안드로겐은 대사 증후군과 밀접한 관련이 있다. 대사 증후군은 내장 지방형 비만을 유발하며, 고혈당·이상지질혈증^{dyslipidemia}·고혈압을 일으킨다. 이에 대한 예방과 개선을 위해 일본 정부에서는 적극적인 대응을 하고 있다. 구체적인 기준을 [표2]로 정리해 두었다.

대사 증후군의 주요 원인인 내장 지방은 고혈당·이상지질혈증·고혈압과 서로 작용하여 심근경색 및 뇌졸중을 일으킨다. 비만은 일반적으로 BMI^{Body Mass Index : 체질량 지수} 지수로 나타낸다. 이는 '체중(kg)/신장(m)×신장(m)'으로 계산하는데 표준치는 22이다.

하지만 BMI 지수가 높아도 비만이 아닌 사람이 있다. 예를 들어 신장이 175㎝, 체중이 80㎏이라면, BMI 지수가 25를 넘는다. 그러나 럭

표2 대사 증후군의 진단 기준

내장 지방 복부 지방 축적

허리둘레	남성 ≥ 90cm
	여성 ≥ 80cm

(내장 지방 면적   남녀 ≥ 100cm² 정도)

위의 내용에 더해 다음 중 2항목 이상

고TG Triglyceride : 중성지방 혈증	≥ 150mg/dL
또는	
저HDL 콜레스테롤 혈증	< 40mg/dL

수축기 혈증	≥ 130mmHg
또는	
확장기 혈증	≥ 85mmHg

공복 시 고혈당	≥ 110mg/dL

※ 고TG혈증, 저HDL-C 혈증, 고혈압, 당뇨병의 약물 치료를 받고 있는 경우는 각각의 항목에 포함한다.

※ 당뇨병, 고콜레스테롤 혈증의 여부는 대사 증후군 진단에 포함된다. (대사 증후군의 정의와 진단 기준)

비 선수나 유도 선수라면 이 정도의 체격은 당연하다. 배가 나오지 않아도 트레이닝으로 가슴과 허벅지, 팔뚝이 굵은 사람은 체중이 많이 나갈 것이다.

즉 BMI 지수로는 근육량 때문에 체중이 많이 나가는 사람과 지방량 때문에 체중이 많이 나가는 사람을 구별할 수 없다. 따라서 대사 증후군을 규정하는 기준으로 측정이 간단하면서도 결과가 정확한 허리둘레를 이용한다. 남성은 85㎝ 이상, 여성은 90㎝ 이상이면 대사 증후군이다. CT Computed Tomography : 컴퓨터 단층 촬영로 배꼽 위치를 단층 촬영했을 때 내장 지방으로 인해 허리둘레가 100㎠ 이상이면 대사 증후군이다. 그러나 국제 기준에서는 남성이 90㎝ 이상, 여성은 80㎝ 이상일 때 대사 증후군으로 본다. 또 다양한 연구 결과 '일본의 기준은 여성에게 관대하다.'라는 평가가 있으므로 수치를 재검토할 필요가 있어 보인다.

어찌 됐든 대사 증후군인지 아닌지를 판단하려면, BMI뿐만 아니라 허리둘레를 포함해서 판단해야 한다.

그렇다면 비만이나 대사 증후군은 안드로겐과 어떤 관계가 있는 것일까?

수컷 쥐의 테스토스테론 수용체를 인위적으로 손상시켜서 실험한 결과, 테스토스테론이 감소하면 비만이나 대사 증후군이 되기 쉽다는 사실이 밝혀졌다.

쥐는 호기심이 강하고 주변을 쉴 새 없이 돌아다니는 동물이다. 그런데 테스토스테론의 수용체가 손상된 쥐는 활동이 현저하게 줄어들면서 살이 쪘다. 가까운 거리도 걷기보다는 자동차로 이동하고 밤늦은 시간에도 잘 먹는 사람이 대사 증후군이 되는 것과 유사하다. 또한 이 쥐는 생식기가 충분히 발달하지 못해 암컷을 임신시키는 것이 불가능했다. 사람으로 치자면 남성 불임에 해당된다.

호르몬이 작용하려면 그 호르몬의 정보를 얻기 위한 수용체(리셉터receptor)가 있어야 하는데, 테스토스테론 수용체가 손상되면 테스토스테론이 충분해도 테스토스테론이 작용할 수 없는 상태가 된다. 이 실험을 통해 나이가 들면서 내장 지방이 쌓여 비만이 된다는 데이터를 얻을 수 있었다.

테스토스테론이 감소하면 비만 또는 대사 증후군이 되기 쉽다.

LOH 증후군이 되면 활동성이 떨어지고, 그 결과 서서히 대사 증후군이 되는 것으로 보인다. LOH 증후군 때문에 활동성이 떨어지고 대사 증후군이 되는 것인지, 대사 증후군이라서 활동성이 떨어지는 것인지는 정확하지 않다. 또한 테스토스테론이 지방 대사에 어떤 메커니즘으로 작용하는지도 분명하지 않다. 그러나 안드로겐의 저하는 확실히 비만을 불러온다.

예전에 30~64세의 남성 194명을 대상으로 안드로겐과 대사 증후군의 관련성에 대해 연구한 적이 있다. 그 결과 테스토스테론의 수치가

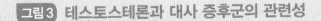 그림3 테스토스테론과 대사 증후군의 관련성

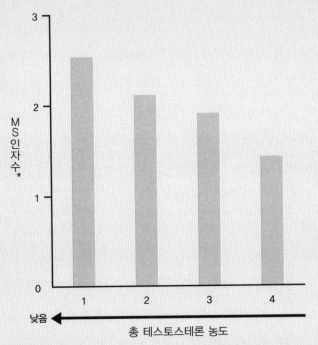

*MS인자수 = 대사 증후군의 요건 수
(허리둘레, 혈압, 지질, 혈당)

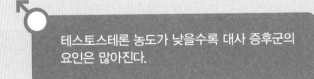 테스토스테론 농도가 낮을수록 대사 증후군의 요인은 많아진다.

40

낮은 사람일수록 비만과 고혈압 등 대사 증후군의 요건이 많다는 것을 알 수 있었다 (그림3).

그렇다고 비만이나 대사 증후군에 관해 선입견을 갖는 것은 좋지 않다. 이 말은, 날씬하다고 다 좋은 것은 아니라는 뜻이다. 40대의 BMI 지수와 평균여명平均餘命:어떤 연령의 사람이 평균적으로 앞으로 몇 년을 살 수 있는지 나타내는 수치을 조사한 결과, 살이 조금 찐 듯한(BMI 지수가 25 이상 30 미만) 사람이 더 장수한다는 결과도 있었다.

다이어트를 할 경우 지방이 줄어들어 살이 빠지는 것은 좋지만, 근육이 줄어들어 살이 빠지는 것은 좋지 않다.

해변에서 바캉스를 즐길 때 팔다리는 길고 말랐는데 배만 볼록 튀어나온 노인을 본 적이 있는가? 세계적으로 이런 체형의 노인들이 늘고 있는 추세인데, 이런 노인들은 대부분 안드로겐 수치도 낮다.

식사를 제한하는 무리한 다이어트는 어딘가에서 문제를 일으킨다. 복부와 등 근육을 비롯하여 근육이 있어야 할 곳에는 근육이 있어야 하고, BMI 지수나 허리둘레 모두 정상 범위 내에 있어야 한다. 하지만 남성 갱년기장애를 겪는 사람들 대부분은 내장 지방이 쌓여서 BMI 지수나 허리둘레가 정상 범위를 벗어나 있다.

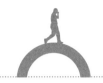

안드로겐이
수명을 결정한다?

평균수명이 50년이던 시대에는 에스트로겐이 평생토록 제 역할을 했을
것이다. 1947년에 조사한 일본인의 평균수명은 남성이 50세, 여성이 54
세였다. 이 시대에는 성호르몬이 감소하기 전에 죽음을 맞이했기 때문
에 호르몬 감소로 인해 불편을 느끼는 일이 드물었다.

　그러나 지금은 일본 남성의 평균수명이 80세에 가깝고 여성은 86세
를 넘기고 있다(한국인의 평균수명은 여성 84세, 남성 77세 - 편집자 주). 이렇듯
수명이 늘어나면서 이전에 없었던 문제들이 다양하게 나타나기 시작했
다. 안드로겐이나 에스트로겐의 저하로 인한 문제도 그 가운데 하나이
다. 그동안 의학이 크게 발전하면서 성호르몬과 수명의 관계가 밝혀진
것이다.

　결론부터 말하면, 테스토스테론이 낮은 남성은 수명이 짧다(그림4).

그림4 테스토스테론과 수명의 관계

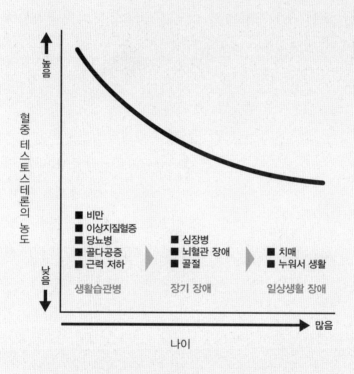

최근에는 치매나 누운 채로 생활하는 것도
관련이 있다는 것이 밝혀졌다.

외국에서 이루어진 연구와 일본의 연구에서도 이 사실이 검증되었다.

생활습관병을 가진 중년 남성(평균연령 48세)을 추적 조사한 결과, 테스토스테론의 수치가 낮은 사람은 심근경색이나 뇌경색을 일으키는 경우가 더 많다는 것이 밝혀졌다. 최근에는 치매나 누운 채로 생활하는 것도 관련이 있다는 것이 밝혀졌다.

테스토스테론과 수명의 밀접한 관계는 건강한 사람뿐만 아니라 간호가 필요한 사람에게도 해당된다. 간호가 필요한 70~96세의 남성 117명의 혈중 테스토스테론을 조사한 결과, 조사 시에 혈중 테스토스테론의 수치가 낮았던 39명은 높았던 사람들에 비해 생존율이 낮았다(그림5). 한편 혈중 테스토스테론 수치가 높은 집단과 중간 정도인 집단은 생존율에서 별반 차이가 나지 않았다. 이것으로 보아 간호가 필요한 고령자는 '테스토스테론의 수치가 높으면 오래 산다.'라기보다는 '테스토스테론의 수치가 너무 낮으면 수명이 줄어든다.'라고 해석하는 편이 옳을 듯하다.

> 테스토스테론은 혈관을 보호하여 심근경색과 심장병을 예방한다.

직접적인 원인으로 판명되지는 않았지만, 골다공증으로 인한 골절에 치매가 더해져 누워서 생활하다가 사망하는 사람도 적지 않았을 것

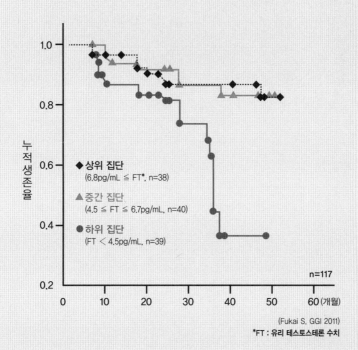

그림 5 간호를 받는 남성의 테스토스테론과 사망률의 관계

누적 생존율

◆ **상위 집단**
(6.8pg/mL ≦ FT*, n=38)

▲ **중간 집단**
(4.5 ≦ FT ≦ 6.7pg/mL, n=40)

● **하위 집단**
(FT < 4.5pg/mL, n=39)

n=117

(개월)

(Fukai S. GGI 2011)
*FT : 유리 테스토스테론 수치

테스토스테론의 농도가 낮은 집단만
생존율이 낮다.

으로 여겨진다. 테스토스테론은 뼈나 근육을 튼튼하게 하는 작용을 하기 때문에 테스토스테론이 부족하면 골다공증이나 골절로 연결된다.

그렇다 하더라도 심근경색과 같은 심장병에 테스토스테론이 예방 작용을 한다는 것은 예상 밖의 결과였다. 왜냐하면 에스트로겐은 혈관이나 심장에 도움이 되는 작용을 하고, 테스토스테론은 혈관이나 심장에 마이너스 작용을 하는 호르몬이라고 생각해 왔기 때문이다. 여성이 장수하는 요인 가운데 하나로 에스트로겐의 혈관 보호 작용이 있다. 그래서 폐경 후에 에스트로겐이 갑자기 줄어들어도 그때까지 축적된 에스트로겐이 혈관을 보호해 남성처럼 동맥경화가 급격하게 진행되지는 않는다.

한편 남성의 경우도 테스토스테론의 수치가 낮은 사람은 동맥경화가 빨리 진행되고 심근경색으로 사망하는 경우가 많다는 것이 밝혀졌다. 에스트로겐만큼은 아니지만 테스토스테론에도 어느 정도 혈관 보호 작용이 있는 것으로 짐작된다. 즉 LOH 증후군으로 테스토스테론의 수치가 줄어들면, 심근경색 등의 혈관 장애 증상이 나타날 확률이 높아지고 수명도 짧아진다.

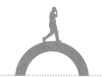

여성이 더
장수하는 이유는?

평균수명을 살펴보면 여성이 남성보다 6~7세 정도 오래 산다. 다른 선진국의 경우도 여성이 남성보다 더 오래 사는 경향이 있다(그림6). 그 원인이 생물학적인 것에 있는지 아니면 사회학적인 것에 있는지는 명확하지 않다.

미국의 여성 의사가 쓴《왜 남자가 먼저 죽는가 Why Men Die First》라는 책에 흥미로운 내용이 있다.

먼저 유아의 사망률을 살펴보자.

평균수명이란 0세 때의 평균여명, 즉 앞으로 얼마나 살 수 있는지를 나타내는 것이다. 전쟁 후 평균수명이 늘어난 가장 큰 이유는 유아의 사망률 저하에 있다. 남자아이와 여자아이를 비교하면 남자아이의 유아기 사망률이 더 높다. 막 태어난 남자아이는 여자아이보다 신체가 약

그림 6 남녀의 평균수명과 60세 때의 평균여명

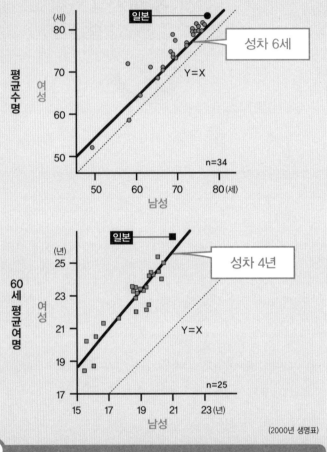

위 도표는 각국 남녀의 평균수명과 60세의 평균여명을 나타낸다. 점선은 남녀의 평균수명과 평균여명이 같다고 가정한 경우로, 모두 여성이 높다.

48

하다. 또 유아기에도 남녀 차이가 있다. 일반적으로 여자아이는 조용하고, 남자아이는 모험심이 많아 활발하게 행동한다. 그 결과 남자아이는 자동차 사고를 비롯해 사고사를 당할 확률이 더 높다.

유아 사망률과 유아기의 사고율, 이 두 가지가 남녀의 평균수명에 차이를 만들어 내는 것이다.

그러나 이것만으로 여성의 장수를 설명할 수는 없다. 나이가 많아도 여성의 생존율이 더 높기 때문이다. 특히 50~80세 남녀의 생존율에는 분명한 차이가 있다.

현재 그 이유에 대해 설명을 해 주는 사람은 없다. 나는 개인적으로는 '성호르몬에 의한 영향' 때문이라고 생각한다.

남성은 중년기와 노년기 이후 안드로겐의 결핍으로 동맥경화나 동맥경화로 인한 심근경색과 뇌경색, 혹은 암으로 사망하는 경우가 많다. 여성은 남성에 비해 위와 같은 병에 걸리는 경우는 적지만 폐경 후에는 에스트로겐이 저하되고, 골다공증이나 치매에 걸리기 쉽다.

하지만 골다공증이나 치매로 인해 누워서 생활한다고 해도 곧바로 사망하지는 않는다. 그 차이가 평균수명의 차이로 나타나는 것은 아닐까? 실제로 여성이 남성보다 누운 채로 생활하는 사람이 많다는 것이 일본의 통계에서도 잘 나타나 있다.

요약해 보면 남성과 여성은 중년기와 노년기 이후에 걸리는 병에 차이가 있으며, 그 원인은 성호르몬에 있다. 물론 이것은 나의 가설이다.

한편, 중년기 이후의 사회적 역할에도 차이가 있을 것이다. 남성은 직장에서의 인간관계 때문에 스트레스를 많이 받고, 이 스트레스가 다양한 질병의 원인이 되고 있다. 또한 여성이 남성에 비해 폭음과 폭식을 덜 하고, 흡연율도 낮기 때문에 생활습관병에 걸릴 위험이 적다고 볼 수 있다.

> 안드로겐이
> 급격하게 감소하는
> 원인은
> 지나친 스트레스와
> 나이 때문이다.

앞서 언급했듯이 안드로겐 수치가 낮은 남성일수록 수명이 짧은 것이 사실이다. 따라서 남성 갱년기 증상을 개선하고 예방하는 남성이 늘어나면 여성처럼 수명이 늘어날 것이다.

마지막으로 중요한 사실을 강조한다.

왠지 몸이 무겁고, 일에 의욕이 생기지 않고, 좋아하던 취미에도 흥미가 없어지면 우울증을 의심하기 쉽다. 증상은 매우 흡사하지만 우울증과는 전혀 다른 남성 갱년기장애를 의심해 보아야 한다.

안드로겐이라는 남성호르몬은 나이를 먹어 감에 따라 점차 줄어든다. 이때 지나친 스트레스로 인해 안드로겐이 급격히 줄어들면서 'LOH 증후군'이라는 질병이 발생한다. 그러면 우울감·초조함·불안감 등의 정신적인 증상과, 전신 권태감·요통·어깨 결림 등의 신체 증상이 함께 나타난다. 가장 특징적인 것이 ED나 성욕의 감퇴인데, 아침 발기가 일주일에 단 한 번도 없으면 LOH 증후군을 의심해야 한다.

안드로겐이 줄어드는 원인은 스트레스와 나이 때문이지만, 이는 대사 증후군이 되는 상태를 만들기도 한다. 또한 안드로겐은 수명과도 깊은 관련이 있다.

'남성호르몬'이라고 하는 안드로겐은 남성에게 가장 중요한 호르몬이라고 할 수 있다. 인생을 긍정적으로 바라보고 남자로서 인생을 즐기려면 안드로겐을 잘 이해하고, LOH 증후군에 걸리지 않도록 해야 한다.

Late-Onset Hypogonadism syndrome

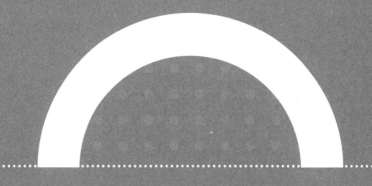

2장

이런 사람이
가장 위험하다

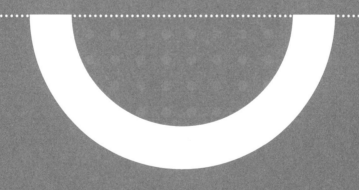

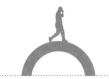

호르몬이란
무엇인가?

지금까지 남성호르몬과 여성호르몬에 대해 설명했다. 그렇다면 '호르몬'이란 무엇일까? 이번 장에서는 성호르몬의 역할과 특징을 정리해 보고자 한다. 이 책의 내용을 더 잘 이해하는 데 도움이 될 것이다.

호르몬은 몸속에서 만들어진 뒤에 혈액을 통해 특정 기관으로 운반되어 신체에 작용한다. 인간의 몸속에는 약 70종류의 호르몬이 분비된다. 각각의 호르몬은 면역, 생식, 뇌 정보 전달, 소화, 배설 등 생명 활동을 유지하는 역할을 하고, 때로는 감정이나 행동에 영향을 미치기도 한다. 참고로 호르몬hormone의 어원은 그리스어로 '자극하는 것'이라는 의미를 갖고 있다.

약 70종류나 되는 호르몬의 작용을 조절하는 것이 뇌 속의 시상하부이다. 여기서 보내는 명령에 따라 뇌하수체腦下垂體, 갑상선甲狀腺, 췌장膵臟, 부신副腎 : 좌우의 콩팥 위에 있는 내분비샘. 겉질과 속질로 나뉘어 있어서 겉질에서는 부신 겉질 호르몬을 분비하고, 속질에서는 부신 속질 호르몬을 분비함, 고환睾丸 : 정자를 만들고 남성호르몬을 분비하는 조직, 난소卵巢 : 여성 골반 안의 양쪽 옆벽에 위치한 납작한 타원형 기관으로, 여성의 특징을 나타내는 호르몬을 분비함 등의 기관에서 호르몬을 분비하고, 혈액의 흐름을 통해 체내를 순환한다. 예를 들어 당뇨병과 관련되어 잘 알려진 인슐린insulin은 췌장에서 분비되는 호르몬이다. 아드레날린adrenaline이나 도파민dopamine은 부신에서 분비된다.

혈류를 타고 몸속을 이동하는 호르몬은 특정 장기('표적 장기'라고 한다)에 작용한다. 이렇게 특정 장기에만 작용하는 이유는 각각의 특정 장기에는 '수용체(리셉터)'라는 것이 있어서 해당 호르몬에만 작용하기 때문이다. 호르몬과 수용체는 열쇠와 자물쇠 구멍의 관계라고 생각하면 된다.

호르몬은 무색투명하다. 추출해서 순화시키면 그냥 하얀 가루에 불과하다. 성분은 크게 두 종류가 있는데, 하나는 아미노산을 원료로 하고, 다른 하나는 콜레스테롤을 원료로 하는 스테로이드가 있다.

아미노산을 원료로 하는 호르몬은 갑상선 호르몬과 아드레날린 등이 있고, 콜레스테롤을 원료로 하는 호르몬 중 대표적인 것이 에스트로겐과 안드로겐 등의 성호르몬이다.

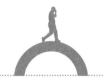

남성다움의 근원은
안드로겐

난소에서 만들어지는 에스트로겐은 여성스러운 몸매를 만들고, 월경의 리듬을 관장하여 생리와 임신을 통제한다. 피부와 모발을 아름답게 하고 뼈를 튼튼하게 하며, 자율신경을 안정시켜 기억의 유지와 언어 능력을 높이는 데 영향을 미친다.

이에 비해 안드로겐은 남성 특유의 체격으로 발육시키는 작용을 한다. 1장에서도 언급했듯이 안드로겐은 남성호르몬의 총칭으로, 구체적으로는 테스토스테론과 DHEA 등이 포함된다. 테스토스테론은 고환에서, DHEA는 부신피질에서 만들어진다.

안드로겐은 다음과 같은 작용을 한다.

● **남성다운 근육질 몸매를 만든다.**

- 단백질을 근육과 내장으로 바꾸는 것을 돕는다.
- 내장 지방이 생기는 것을 억제한다.
- 피지 분비를 촉진한다.
- 체모의 발육을 촉진한다.
- 생식기관과 정자를 만든다.
- 성욕을 높인다.

이 같은 안드로겐의 역할을 알면 안드로겐의 감소가 다양한 증상을 일으킨다는 것을 알 수 있을 것이다. 또한 머지않아 대사 증후군이나 ED 등의 심각한 증상으로 나타난다는 것도 이해하게 될 것이다. 최근의 연구에서는 안드로겐이 인지 기능과 혈관 기능에도 영향을 미친다는 사실이 밝혀졌다. 이 점에 대해서는 3장에서 자세히 설명하겠다.

안드로겐은 남성적인 성격이나 감정, 사고 패턴에 영향을 미친다. 일반적으로 남성은 공격적이고 화를 잘 내며, 모험심이나 경쟁심도 많다. 이는 안드로겐이 태아기 때부터 생후 반년 정도까지 뇌에 영향을 미치기 때문이다.

공격 성향과 경쟁심은 직접적인 행동으로 연결되기 쉽지만 살아갈 의욕이나 일에 대한 활력을 촉진하는 긍정적인 면도 있다. 이렇듯 안드로겐은 인생을 즐겁게 살게 하는 중요한 호르몬이라고 할 수 있다. 이러한 안드로겐이 부족하면 일에 대한 의욕이 생기지 않는다거나 무엇을 해도 지루하다는 기분이 든다.

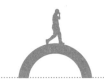

모든 남성은
LOH 증후군의 예비군

안드로겐이 감소하는 가장 큰 원인은 나이이다. 안드로겐의 감소는 나이가 들고, 흰머리가 생기고, 피부가 탄력을 잃고, 노안이 시작되는 것과 같다고 할 수 있다. 누구도 노화의 시계를 멈출 수 없는 것처럼 안드로겐이 감소하는 현상도 피할 수 없다. 아무리 건강한 사람이라도 안드로겐은 점점 줄어든다.

대부분의 여성이 폐경으로 인해 갱년기장애를 경험하는 것처럼 남성이라면 누구나 LOH 증후군의 발병 가능성을 가지고 있다고 보아야 한다. 하지만 여성의 갱년기는 기간이 정해져 있지만 남성은 언제 LOH 증후군이 발병할지 모른다.

테스토스테론의 수치가 정점에 달하는 시기는 10대 후반에서부터

20대이다(그림7). 20~30대에는 혈액 1mL당 약 14~17pg의 테스토스테론이 분비된다. 'pg(피코그램)'은 익숙하지 않은 단위인데 1조 분의 1g이라는 극미량을 의미한다.

일본비뇨기과학회의 조사에 따르면 남성의 테스토스테론 수치는 20대 이후 10년마다 평균 1.6pg/mL(9.2%)씩 줄어든다고 한다. 하지만 이 수치는 어디까지나 평균치를 말하는 것으로, 태어날 때부터 안드로겐을 많이 갖고 있는 사람도 있고 적은 사람도 있다.

> 테스토스테론은
> 10대 후반에
> 가장 많이 분비되고,
> 40대 이후에는
> 서서히 줄어든다.

줄어드는 정도에도 나이에 따라 차이가 있다. 60세를 넘겨도 40대의 표준치를 보이는 남성이 있는가 하면, 50세에 70대의 표준치보다 적은 사람도 있다. 하지만 안드로겐의 양이 많다고 항상 좋은 것은 아니다. 안드로겐이 적어도 아무런 증상이 없는 사람도 많다.

20~30대 때 안드로겐 수치가 높았던 사람이 40대를 넘기면서 수치가 급격히 떨어져서 LOH 증후군이 발병하는 것일까? 아니면 원래 안드로겐의 수치가 낮았던 사람의 안드로겐이 점차 줄어들어 증상이 나타나는 것일까? 그에 대해서는 아직 제대로 밝혀지지 않았다.

이를 규명하기 위해서는 정기적으로 안드로겐을 측정하고 증상의 변화를 관찰하는 방법밖에 없다. 하지만 아쉽게도 아직까지는 의료기

그림7 나이에 따른 테스토스테론의 수치 변화

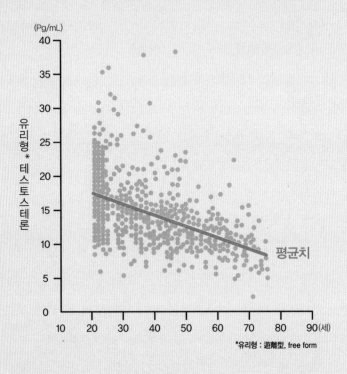

테스토스테론의 수치는 나이와 함께 완만하게 감소하는데, 개인차가 있다.

관에서 시행되고 있지 않다. 따라서 젊을 때부터 정기적으로 안드로겐을 측정할 수 있는 환경을 만드는 것이 가장 좋다.

예를 들어, 혈압은 건강검진 때 반드시 측정하도록 되어 있다. 가정에도 혈압 측정기를 비치해 두고 필요할 때마다 혈압을 측정하여 자신의 혈압이 어느 정도인지 알 수 있다. 혈압이 급격히 높아지거나 낮아지면 즉시 병원에 갈 수 있어 대처하기도 쉽다.

하지만 안드로겐은 개인이 측정하는 것이 불가능하다. 비뇨기과나 남성 갱년기 외래에서 측정할 수 있는데, 혈중 총 테스토스테론 수치를 측정하여 테스토스테론의 부족 여부를 판단한다. 병원에 자체 검사 센터가 있으면 검체를 보내 검사 결과를 바로 확인할 수 있고, 외부 검사 센터에 의뢰할 경우 며칠 안으로 결과를 알 수 있다.

앞으로 LOH 증후군이 사회적으로 더욱 알려지고, 노화의 징표로 인정을 받으면 건강진단 시에 정기적으로 측정하게 될 날이 올 것이다. 다만 각국 의료 재정의 어려움을 감안하면 일상적인 측정이 이루어지기까지는 시간이 걸릴 것으로 생각된다.

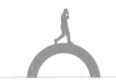

아침에 높은
안드로겐 수치

안드로겐의 분비는 하루 중에도 변동이 있다. 가장 높은 때는 아침이며 오후부터 밤까지는 서서히 낮아진다. 테스토스테론뿐 아니라 정신적 흥분이나 공격성을 유발하는 아드레날린도 오전 중에 가장 높다.

일반적으로 활동 성향의 호르몬은 아침에 눈을 뜰 때부터 활발히 분비되는 경향이 있는데, 호르몬이 그 시점에 분비되도록 설정되어 있기 때문이다. 쉽게 말해 인간은 생물학적으로 아침형이거나 오후형이며, 적어도 저녁형은 아니라고 볼 수 있다.

사실 일에 집중하거나 중요한 결정을 내리는 일은 오전에 하는 것이 좋다. 오전 시간을 효율적으로 사용하라고 조언하는 자기 계발서도 많은데, 호르몬의 관점에서 봤을 때 매우 적절하다고 할 수 있다.

어떤 연구 보고서에 따르면 성과가 뛰어난(즉 많은 이익을 내는) 주식 매매인은 테스토스테론 수치가 높다고 한다. 테스토스테론이 모험심과 도전 정신을 높이는 작용을 하기 때문이다.

테스토스테론 수치가 높은 사람은 과감한 투자를 하고 성공함으로써 선순환을 만들어 낸다. 그리고 증권거래소의 주식 매매는 이른 오전(런던 증권거래소는 오전 8시)에 시작하므로, 거래인들의 테스토스테론이 활발하게 분비될 것이라고 예상할 수 있다.

테스토스테론은 모험심과 공격성, 도전 정신을 높여 준다.

그러나 테스토스테론의 수치가 높은 사람이 일을 잘한다고 단정할 수는 없다. 다만 도전을 즐기면서 냉정을 유지하는 자세는 모든 사람에게 필요하다고 생각한다.

LOH 증후군
최대의 적은 스트레스

아무리 건강에 신경을 써도 20대 때의 안드로겐 수치를 평생 유지하기는 어렵다. 기본적으로 안드로겐은 나이가 들면서 점차 감소한다. 다만 천천히, 그리고 완만하게 줄어드는 것이 건강에 좋다.

안드로겐의 감소를 재촉하는 가장 큰 원인은 정신적인 스트레스이다. 테스토스테론은 고환에서 분비되지만, 분비를 하라고 명령을 내리는 곳은 뇌이다. 뇌의 시상하부에서 자극 호르몬을 분비하면, 이를 받은 뇌하수체는 테스토스테론을 분비하게 하는 자극 호르몬을 분비한다. 이런 과정을 거쳐 고환에서 테스토스테론이 분비된다.

그런데 뇌가 강한 스트레스를 받으면 테스토스테론의 분비를 자극하는 호르몬이 억제되기 때문에 테스토스테론 분비가 줄어든다.

좀 더 알기 쉽게 설명하면, 스트레스가 쌓여서 테스토스테론을 분비하라고 명령을 내려야 할 뇌의 시상하부가 '테스토스테론을 분비하지 말라.'라는 명령을 내리게 되는 것이다.

또한 테스토스테론과 스트레스 내성에도 관계가 있다. 테스토스테론 분비가 감소하면 뇌가 스트레스를 견디지 못하게 된다. 이렇게 뇌의 스트레스 내성이 떨어지면 테스토스테론 분비는 더욱 줄어들어 악순환에 빠지게 된다.

안드로겐 감소는 나이와 정비례하지만, 완만하게 줄어야 건강에 좋다.

그런데 스트레스를 느끼는 방식과, 무엇 때문에 스트레스를 느끼는가 하는 점은 사람마다 다르다. 예를 들어 롤러코스터를 탈 때 흥분해서 테스토스테론이 많이 분비되는 사람이 있는가 하면, 공포와 위험이 강한 스트레스가 되어 테스토스테론 분비가 줄어드는 사람도 있다.

40~50대에 LOH 증후군이 많이 발병하는 이유도 결국 나이에 따른 안드로겐의 감소와 스트레스에 의한 영향이 크다고 할 수 있다. 이 연령대의 남성들은 회사에서 중간 관리직을 맡고 있다. 이들은 상사와 부하 틈에 끼어 인간관계 때문에 고민하는 일이 많다. 무거운 책임을 지고 업무 압박에 시달리기도 한다.

그런데 익숙하지 않은 부서로 이동하거나 구조 조정에 직면하면 스트레스가 더 쌓이게 된다. 당장은 부서를 이동하거나 구조 조정 대상이 아니라고 해도 불황이 깊어지면 어떤 일이 일어날지 몰라 불안해한다. 이런 불안감이 스트레스가 되어 호르몬 분비를 억제하는 것이다.

편안한 장소가 되어야 할 가정에서도 스트레스 원인은 넘쳐 난다. 자녀의 공부, 부모 부양, 부부 불화 등 여러 가지 문제가 강한 스트레스가 되어 남성을 공격한다. 더욱이 남성은 자신의 걱정거리를 다른 사람에게 쉽게 털어놓지 않는다. 여성은 가까운 사람들에게 걱정거리를 말하고 스트레스를 쉽게 푸는 데 비해 남성은 혼자서 걱정을 껴안고 스트레스를 키워 간다. 그래서 성실하고 꼼꼼한 남성일수록 스트레스에 취약하다.

이렇듯 강한 스트레스를 받으면 뇌의 호르몬 분비 체계가 무너지고 안드로겐 분비도 감소하는 것이다.

특히 부부 사이가 좋지 않은 상황에서 LOH 증후군이 발병하면 사태는 더욱 악화된다. 특히 LOH 증후군에 대한 인식이 없는 경우가 그렇다. 일에 대한 의욕도 없고, 무엇을 해도 흥미를 잃어버린 남편에게 아내가 계속해서 잔소리를 하면 사이가 점점 멀어져 마침내 황혼 이혼에 이르기도 한다.

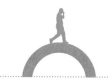

갑자기 살이 쪘다면
주의하라

생활 습관도 LOH 증후군과 관계가 있다. 흡연이나 지나친 음주는 뇌에 스트레스가 되어 호르몬의 합성과 작용에 영향을 미친다. 당연히 안드로겐도 스트레스의 영향을 받으면 감소한다.

비만도 안드로겐의 감소와 관계가 있다. 앞서 테스토스테론의 감소가 비만과 대사 증후군으로 이어진다고 했는데, 살이 찌면 테스토스테론도 줄어든다. 테스토스테론이 감소해 살이 찌는 것일까, 살이 쪄서 테스토스테론이 감소하는 것일까? 둘 다 가능성이 있다. 테스토스테론이 감소하면 살이 찌고, 살이 찜으로써 테스토스테론이 더욱 감소해 악순환이 계속된다. 자료상으로도 대사 증후군과 테스토스테론의 감소가 관련이 있음을 보여 준다. 그렇다면 중년이 되어 살이 찌기 시작한 사람은 테스토스테론의 감소와 LOH 증후군을 염두에 두어야 한다.

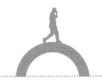

LOH 증후군을 나타내는
위험 신호

LOH 증후군을 판단하는 몇 가지 기준이 있는데 역시 나이가 중요한 요소이다. 40대 후반의 남성이 직장과 가정에서 피로감을 느끼고, 스트레스가 쌓이고, 집중력이 떨어지고, 숙면을 취하지 못하고, 몸이 무겁고, 갑자기 살이 찌고, 아침 발기가 없어지고, 초조한 증상이 계속되면 LOH 증후군을 염려해 봐야 한다. 일본 'LOH 증후군 가이드라인'에서는 테스토스테론 수치가 8.5pg/mL 이하인 남성이 치료 대상자이다.

우리나라는 국제성의학회 권고안에 따라 혈중 총 테스토스테론이 231ug/dL(8nmol/L) 혹은 유리형 테스토스테론이 52pg/mL일 때 남성 호르몬 보충 요법을 실시한다. 대한남성갱년기학회는 테스토스테론이 8~12nmol/L 사이에 있고, 위의 증상이 있으면 시험적으로 3개월간 보충 요법을 시행하는 것이 도움이 된다고 밝혔다.

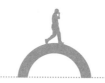

우울증인가,
LOH 증후군인가?

중년기의 우울증 증상과 혈액 중의 테스토스테론 수치는 밀접한 관계가 있다. 즉 테스토스테론의 수치가 낮은 사람은 대부분 우울증 증상을 가지고 있다. 중년기 때 나타나는 대부분의 우울증 증상은 LOH 증후군일 가능성이 높다. 이런 경우 호르몬 보충 요법으로 환자들의 증상을 개선할 수 있다.

그런데 여기서 주의해야 할 점이 순수한 우울증과 LOH 증후군을 구별하는 것이다. 앞으로 설명할 AMS_{Aging Male Symptoms score} 체크리스트 등으로 자가 진단을 하고 자신이 LOH 증후군이라고 스스로 결정하는 것은 위험하다.

1장에서 언급했듯이 우울증 증상과 LOH 증후군 증상은 상당 부분이 중복된다. 집중력이나 기억력 저하, 피로, 수면 장애, 발한, 달아오름을 비롯하여 ED와 같은 성 기능 이상 증상도 매우 유사하다. 하지만 ED는 우울증으로 인한 합병증 때문에 발생하기도 하는 만큼 판단은 매우 조심스럽게 해야 한다.

　신경정신과나 심리 치료에서 우울증이라는 진단을 받아도, 테스토스테론 수치를 측정해 보면 그다지 낮지 않은 경우도 있다. 당연히 이런 환자들은 호르몬 보충 요법을 실시해도 증상이 개선되지 않는다.

　우울증의 확실한 원인은 규명되지 않았지만 유전적인 요인과 함께 환경적인 요인이 더해져서 발병하는 것으로 보인다. 그리고 증상이 심해지면 이른바 '중증 우울증'으로 악화된다.

　신경정신과 의사나 심리 치료사들은 상담을 통해 우울증의 원인까지는 아니더라도 우울증인지 아닌지는 파악할 수 있다고 한다. 이때 판단 근거가 되는 몇 가지 요인이 있는데 대표적인 것이 "죽고 싶다."라는 말이다. 반면 LOH 증후군 환자는 "죽고 싶다."라는 말은 거의 하지 않는다.

　중증 우울증에서 가장 우려되는 것은 자살이다. 그러므로 우울증이 급성 시기에 있고, 현재 상태가 위험하다고 판단되는 사람은 자살을 예방하기 위해 병원에 입원시키기도 한다.

　일반적으로 우울증 치료에는 항우울제를 사용하는데, 이 항우울제의 작용으로 LOH 증후군의 증상이 개선되는 경우도 있다. 그러나 완전히 낫는 것은 아니므로 호르몬 보충 요법이 가장 효과적이라고 할 수 있다.

왠지 기분이 좋지 않다, 긍정적으로 살아갈 의욕이 생기지 않는다, 가족들과 관계가 좋지 않아 집에 있어도 우울하다…….

자신이 이런 우울한 상태에 있고, AMS 점수까지 높다면 우울증과 LOH 증후군, 이 두 가지를 모두 의심해 보아야 한다.

우울증과 LOH 증후군의 판단 기준은 혈중 테스토스테론의 수치이다.

우울증인지 LOH 증후군인지는 전문가의 판단에 맡겨야 하지만, 가장 결정적인 판단 기준은 혈액 중의 테스토스테론 수치이다. 또한 AMS 체크리스트에서 우울증 증상 이외의 생활습관병 항목에서 점수가 높으면 LOH 증후군일 가능성이 매우 높다.

LOH 증후군 자가 진단 방법

자신이 LOH 증후군일지 모른다고 생각되면 전문가를 만나 보는 것이 가장 좋다. 하지만 바빠서 병원에 가지 못하거나 선뜻 병원을 찾기가 두려운 사람이 있을 것이다. 남성 갱년기장애나 LOH 증후군이라는 표현이 ED를 연상시키기 때문에 수치심이 앞서는 듯하다.

이런 사람들이 스스로 쉽게 진단할 수 있는 것이 AMS 체크리스트이다(표3). AMS 체크리스트는 현재 전 세계에서 사용되고 있으며, 신체 증상, 정신 증상, 성 기능 증상 등 17개 항목으로 구성되어 있다. 이 체크리스트는 5단계(절대 아니다=1점, 거의 아니다=2점, 가끔 그렇다=3점, 자주 그렇다=4점, 항상 그렇다=5점)로 평가한다. 각 항목의 평가는 주관적이어도 괜찮다. 지나치게 깊이 생각하지 말고 해당되는 정도를 체크한 다음 체크한 항목의 점수를 모두 합산한다.

종합 점수가 17~26점이면 LOH 증후군일 가능성은 낮다. 27~36점이면 경증, 37~49점이면 중간 정도이다. 50점 이상이면 심각하다고 판단된다. 37점 이상이면 LOH 증후군일 가능성을 염두에 두어야 한다.

내가 진찰해 온 50대 환자는 오랜 기간 생활습관병 치료를 받았다. 최근에는 ED를 비롯해 몸의 이상을 느껴 AMS 체크리스트를 해 본 결과 42점이 나왔다. 이 환자에게 호르몬 보충 요법을 실시한 결과 1개월

표3 AMS 체크리스트

증 상	절대 아니다 1	거의 아니다 2	가끔 그렇다 3	자주 그렇다 4	항상 그렇다 5
1 전체적으로 몸이 좋지 않다. (건강상태, 본인이 느끼는 것)					
2 관절이나 근육의 통증이 있다. (요통·관절통·손발 통증·등 근육 통증)					
3 심한 발한이 있다. (갑자기 땀이 난다, 긴장이나 운동과 관계없이 달아오른다.)					
4 수면 걱정이 있다. (잠을 잘 자지 못한다, 푹 자지 못한다, 아침에 피곤이 풀리지 않는다, 얕은 잠을 잔다, 잠들지 못한다.)					
5 자꾸 잠이 온다, 종종 피곤함을 느낀다.					
6 초조하다. (쉽게 화를 낸다, 화풀이를 한다, 기분이 언짢다.)					
7 신경질적이다. (잘 긴장한다, 정신적으로 안정을 취하지 못한다, 가만히 있지 못한다.)					
8 불안감이 있다. (공황 상태가 된다.)					
9 몸이 피로하고 운동 능력이 둔화되었다. (전반적인 행동력이 저하되었다, 활동이 감소했다, 여가 활동에 흥미가 없다, 성취감이 없다, 재촉하지 않으면 아무것도 하지 않는다, 공황 상태가 된다.)					
10 근력이 저하되었다.					
11 우울한 기분이다. (우울함, 슬픔, 눈물이 남, 의욕이 없음, 기분이 고르지 못함, 부질없다는 생각을 함)					
12 '절정기는 지났다.' 라고 느낀다.					
13 힘이 빠졌다, 바닥 상태라고 느낀다.					
14 수염이 늦게 자란다.					
15 성적 능력이 쇠퇴했다.					
16 아침 발기의 횟수가 줄었다.					
17 성욕이 저하되었다. (섹스가 즐겁지 않다, 성관계 욕구가 생기지 않는다.)					

※ 17~26점 : 문제 없음 / 27~36점 : 가벼운 정도 / 37~49점 : 중간 정도 / 50점 이상 : 심각한 수준

뒤에는 23점으로 점수가 낮아졌다. 그 뒤에도 20점으로 안정된 점수를 보였으며, 테스토스테론 수치도 상승하고 몸 상태와 ED도 개선되었다. 이 사례는 AMS 체크리스트에 의한 판단이 도움이 된 경우이다.

다만 AMS 체크리스트는 어디까지나 표준적인 기준에 불과하므로, 자신이 LOH 증후군임을 인식하는 시발점으로 생각하는 것이 좋다. 자신이 스스로 하는 체크리스트는 치료 후에 증상의 변동을 객관화하여 추적 관찰하는 데는 도움이 되지만, 진단에 체크리스트를 사용해서는 안된다. 왜냐하면 우울증, 만성 소모성 질환, 단순 고령에서도 혈중 테스토스테론 수치는 정상이나 LOH 증후군에 동반되는 증상이 나타날 수 있기 때문이다. 게다가 AMS 체크리스트는 각 증상에 전혀 해당하지 않아도 1점이 가산되기 때문에 아무리 건강한 사람도 종합 점수가 17점 이상이 된다. 증상이 없으면 0점으로 하는 것이 더 명확하고 알기 쉬울 것이다.

LOH 증후군의 정확한 진단은 혈중 테스토스테론을 측정해 보는 것이 가장 좋다.

[표4]는 일본의과대학 비뇨기과 곤도 유키히로近藤幸尋 교수와 내가 작성한 것이다. 정신 증상, 신체 증상, 성 기능 증상을 AMS 체크리스트를 참고하여 10개의 항목으로 구성했다. 대략적 기준이지만 해당되는 항목이 3개 이상 있고, 상태가 2~3주 이상 지속된다면 LOH 증후군일 가능성이 있으므로, 전문의를 만나 테스토스테론 수치를 측정해 보는 것이 좋다.

표4 LOH 증후군 간이 체크리스트

☐ 최근 성욕이 없어졌다.

☐ 발기력이 약해졌다.

☐ 활력이 없다.

☐ 체력과 지구력이 저하되었다.

☐ 하루의 기대감이 적어졌다.

☐ 슬퍼진다.

☐ 화를 잘 낸다.

☐ 운동 능력이 떨어졌다.

☐ 저녁 식사 후 선잠을 자는 일이 있다.

☐ 최근에 업무 능력이 떨어졌다.

※ 남성호르몬 감소 PADAM 체크리스트에 근거하여 만듦

질문에 깊게 생각하지 말고 체크하되, 3개 이상 해당되고 상태가 2~3주간 지속되면 진료를 받아 보는 것이 좋다.

Late–Onset Hypogonadism syndrome

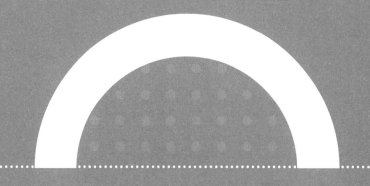

3장

안드로겐을 알면
남자의 미래가 보인다

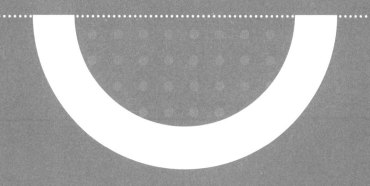

LOH 증후군은
다양한 질병의 신호

지금까지 설명한 것처럼 LOH 증후군은 치료의 대상이며, 다양한 질병과도 밀접한 관계가 있다. 따라서 LOH 증후군을 치료했다고 해도 다른 병이 발생할 수 있다. LOH 증후군의 증상은 다양한 질병의 '신호'인 것이다.

이번 장에서는 LOH 증후군의 증상과 밀접한 관련이 있는 질병에 대해 설명하고자 한다. LOH 증후군의 징후가 있으면 이제부터 설명하는 병도 반드시 의심해 보아야 한다.

현재 일본에서 ED로 추정되는 환자의 수는 약 1,130만 명이다. 50대로 한정하면 2.5명 가운데 1명이 ED라고 할 수 있다.

ED란 의학적으로 '만족스러운 성관계를 위해 충분히 발기가 되지 않거나 유지되지 않는 상태'라고 정의할 수 있다. 완전하게 발기되지 않을 뿐 아니라 도중에 성기가 힘없이 늘어지는 경우, 생각대로 발기되지 않는 것 등이 포함된다.

일본에서는 ED를 단순히 나이에 따른 쇠퇴 정도로 생각하는 사람이 많은데, 의외로 뇌경색이나 심근경색 등 무서운 질병의 전조인 경우가 있다. 실제로 미국에서는 심근경색이 있는 환자의 60% 이상이 ED를 자각하고 있다는 조사 결과도 있다. 그런데 이 ED 증상에는 안드로겐이 깊이 관련되어 있다.

먼저 발기의 메커니즘에 대해 간단히 알아보자.

성적 흥분에 의해 뇌가 자극되면 음경의 혈관 내피와 신경에서 일산화질소(NO)가 생성된다. 이 일산화질소는 음경 해면체에 있는 근육을 이완시켜 혈관을 확장시키는 작용을 한다. 이 확장된 혈관에 많은 혈액이 유입되면서 발기가 촉진된다. 발기가 되어 있는 상태에서는 계속 일산화질소가 생성된다.

일산화질소는 음경에만 작용하는 것이 아니다. 혈관과 심장 건강에 빠질 수 없는 물질인데, 주로 혈관 내피에서 만들어진다.

그렇다면 안드로겐은 발기 현상에서 어떤 역할을 할까? 안드로겐은 일산화질소의 생성을 촉진하여 혈관 기능을 정상으로 유지하는 작용을 한다. 게다가 성욕을 향상시키는 작용도 하기 때문에 안드로겐이 감소하면 일산화질소도 감소하고 성욕도 감퇴한다. 그 결과 ED가 일어난다.

이제 안드로겐과 ED의 관계를 어느 정도 이해하게 되었을 것이다. 발기가 되려면 음경 해면체에 충분한 양의 혈액이 유입되어야 하고, 음경으로 피가 모여드는 상태가 되어야 한다. 하지만 고혈압이 진행되어 전신 동맥에 압력이 작용하면 해면체의 혈관 내피가 손상을 입는다. 그래서 일산화질소의 생산량이 줄고 음경으로 혈류가 몰리지 않게 된다. 안드로겐 저하로 일산화질소 생성이 줄어들면 상태는 더욱 악화된다.

음경의 혈관은 동맥 중에서 가장 작아 직경이 1~2㎜에 불과하다. 심장 혈관인 관상동맥이 3~4㎜, 내경동맥이 5~7㎜, 대퇴동맥이 6~8㎜임을 감안한다면 차이가 매우 크다. 그렇다면 혈관이 막히고 동맥경화 증상이 나타나기 가장 쉬운 곳은 다름 아닌 음경이라고 할 수 있다(그림8). 그래서 ED가 동맥경화의 지표가 되는 것이다.

음경 동맥이 동맥경화 병변(플라크)에 의해 50% 폐색되어 ED의 증상이 발병할 때 좀 더 내경이 넓은 관상동맥은 폐색 정도가 낮기 때문에 심근경색 등의 증상은 나타나지 않는다.

ED를 자각하면 동맥경화 등의 심혈관 병을 의심해 보아야 한다. 큰 병을 미연에 방지하는 데 큰 도움이 될 것이다.

혈압과 콜레스테롤 수치는 검사를 통해 처음으로 알게 되며 자각할 수 없지만 ED는 자각할 수 있다. 건강을 의식하고 있으면 ED는 매우 중요한 척도가 된다.

그림8 동맥 폐색 비율의 차이

병 명	동맥경화 병변	동맥의 폐색 비율(%)
		0　　　　50　　　　100
발기 장애	음경 동맥 직경 1~2mm	
협심증 심근경색	관상동맥 직경 3~4mm	
뇌허혈 발작 뇌경색	내경동맥 직경 5~7mm	
간헐성 파행증	대퇴동맥 직경 6~8mm	

(몬토르시Montorsi P. 유럽비뇨기학회 44. 2003년)

음경 동맥이 동맥경화 병변(플라크)에 의해 50% 폐색되어 ED
의 증상이 발병할 때 좀 더 내경이 넓은 관상동맥은 폐색 정
도가 낮기 때문에 심근경색 등의 증상은 나타나지 않는다.

발기는 성적 흥분이 있을 경우에만 일어나는 것이 아니다. 특히 아침 발기가 그렇다. 아침 발기의 정식 명칭은 '야간 음경 발기 현상'이다. 이 현상에 대해서는 여러 가지 설이 있다. 낮 동안의 스트레스 해소, 해면체가 막히지 않도록 하기 위한 혈류의 운동, 야뇨증 예방, 방광이 찼다는 신호 등이 있다. 그러나 어느 것도 과학적으로 입증된 것은 아니다.

발기부전일 때는 동맥경화와 심혈관 병을 의심해 보자.

그러나 안드로겐의 감소나 고혈압, 당뇨병, 이상지질혈증에 의한 혈관 내 피세포의 손상이 아침 발기에 영향을 미친다는 것은 이미 의학 상식으로 자리 잡고 있다.

'요즘 왜지 아침 발기가 안 되는 것 같아.'라고 느낀다면 ED의 신호일 수도 있다는 생각을 해 보자. 또한 ED는 동맥경화의 신호라는 것도 기억해 두자.

'PDE5 억제제'에 대한
올바른 인식

이제 ED의 치료약에 대해 언급하고자 한다. 대표적인 것이 비아그라 Viagra이며, 그 밖에 시알리스Cialis, 레비트라Levitra 등이 있는데, 이것들을 총칭해서 'PDE5 포스포디에스테라아제Phosphodiesterase5 억제제'라고 한다(표5).

'비아그라'라고 하면 성욕을 높여 주는 강장제나 묘약으로 생각하는 사람들이 있는데, 이는 잘못된 생각이다. 비아그라를 복용했다고 해서 성 기능이 강해지는 것은 아니다. PDE5 억제제는 발기된 음경이 바로 가라앉는 것을 방지하는 약물이다. 자동차로 비교하면 달리기 시작한 차가 도중에 멈추지 않도록 사용하는 것이 PDE5 억제제이다.

그렇다면 'PDE5'란 무엇일까?

남성의 몸에는 발기를 촉진하는 장치가 있는 한편, 발기를 가라앉히는 장치도 있다. 평소에는 발기하지 않고 필요할 때만 발기하도록 하

표5 PDE5 억제제의 종류

일반명	sildenafil	vardenafil	tadalafil
상품명	비아그라	레비트라	시알리스
발매 연도(일본)	1999년	2004년	2007년
제형	25,50mg	5,10,20mg	5,10,20mg
효과 유지 시간	약 4시간	약 4시간	약 36시간
식사의 영향	흡수·효과의 지연	고지방식일 때는 효과 약화	고지방식에도 영향 받지 않음
병용 금지 약 등	질산 염	질산 염 항부정맥 약 항진균 약 QT 연장증후군 혈액 투석 환자	질산 염
부작용	달아오름·두통·안면 홍조·현기증·코막힘 등		

기 위해서이다. PDE5는 해면체 평활근의 이완을 억제하는 효소이다. PDE5가 작용하면 해면체 내의 혈관이 수축해서 발기가 가라앉는다.

PDE5 억제제는 이 효소를 작용하지 못하게 함으로써 발기를 유지 시키는 작용을 한다.

또한 PDE5 억제제는 장기간 복용하면 혈관 내피 기능이 개선되는 효과도 있다. 이런 약물이 개발된 것은 일산화질소가 몸속에서 자연 적으로 만들어져 혈관을 확장시키는 중요한 물질이라는 사실이 알려 진 이후의 일이다. 몸속 일산화질소의 기능을 밝혀낸 페리드 뮤라드 Ferid Murad, 로버트 퍼치고트 Robert F. Furchgott, 루이스 이그내로 Louis J. Ignarro 등 세 명의 과학자는 1998년에 노벨생물학상과 노벨의학상을 수상했다.

본래 비아그라는 심장관상동맥을 확장시켜 협심증 등 심장병 환자 를 치료하기 위해 개발되었지만, 임상 실험에서 심장병에 대한 효과는 입증되지 않았다. 그 대신 피실험자들의 음경 발기 현상이 보고되었다.

임상 실험이 끝난 뒤 피실험자들에게 약을 돌려받으려는데 그중 몇 몇이 약을 돌려주지 않으려고 하는 데서 비아그라의 발기 현상이 최초 로 확인되었다는 에피소드는 잘 알려져 있다.

이렇게 해서 처음으로 개발된 ED 치료약이 비아그라이다. 현재는 전 세계적으로 사용되고 있으며 안전성이나 효과 면에서도 신뢰를 얻 고 있다. 앞서 말한 것처럼 뇨약과 같이 최음제 작용은 하지 않지 만, 성적 자극을 받으면 발기 효과가 나타나서 발기의 강직도와 유지 시간을 늘려 주며, 효과는 3∼4시간 동안 지속된다.

다음으로 개발된 것이 '레비트라'이다. 발기 효과의 지속 시간은 비아그라와 다르지 않지만 약의 크기가 작아서 복용하기 쉽다는 장점이 있다. 또한 비아그라는 식사 후에 복용하면 효과가 줄어드는데, 이 약은 그러한 문제를 어느 정도 해소해 주고 있다.

'시알리스'는 일본에서는 2007년에 인가된 최신 ED 치료약이다. 효과 지속 시간이 36시간이나 되며, 복용 시점을 조절하기 쉽기 때문에 복용하는 사람들이 늘고 있다. 다만 효과에 있어서는 '비아그라가 제일 좋다.', '아니다. 나는 시알리스가 더 잘 듣는다.' 등의 개인차가 있는 것으로 생각된다. 가격 면에서는 비아그라가 가장 저렴하다.

우리나라는 시판되는 ED 치료 약제의 종류가 세계에서 가장 많다. 앞에서 말한 비아그라, 시알리스, 레비트라 외에도 '자이데나(동아제약)', '엠빅스(SK케미칼)', '제피드(중외제약)' 등이 있다. 한편, 2012년 5월에는 비아그라의 특허가 만료되어 수십 종의 복제 약이 우리나라에 시판되었다.

가격은 다국적 제약 회사의 ED 치료제가 가장 비싸고, 가장 저렴한 것은 국내 제약 회사의 비아그라 복제 약이다.

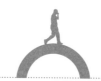

안드로겐과
전립선 질환

LOH 증후군의 치료로 호르몬 보충 요법을 실시할 경우 사전에 전립선 암이 없는지를 확인해야 한다. 확인은 PSA^{prostate specific antigen : 전립선 특이 항원} 검 사로 할 수 있다. PSA는 전립선암의 확실한 지표이다. 보충 요법을 실시 하는 중에도 PSA의 정기적인 검사를 한다.

이런 검사를 하는 것은 전립선과 테스토스테론이 밀접한 관계가 있 기 때문이다. 전립선은 방광 밑에 있는 남성 특유의 기관으로 전립선액 을 분비한다. 전립선액은 정액 성분의 5~10%를 차지하며 정자의 활동 을 돕는다. 즉 전립선은 남성의 생식력을 유지하는 역할을 하는 것이다.

전립선 질환에는 전립선비대증 및 전립선암이 있는데, 테스토스테 론이 전립선비대증을 촉진한다는 사실이 밝혀졌다. 테스토스테론을 보 충하면 진립선이 커지고, 반대로 테스토스테론의 분비를 억제하면 전립선은 줄어든다. 게다가 혈액 중의 테스토스테론 수치가 높은 사람일수록 전립선이 큰 경향이 있다.

전립선암은 서양에 비해 동양에서는 비교적 발병률이 낮은 편이지만 최근에는 증가 속도가 빨라지고 있다. 초기 증상만으로는 인지하기 어려우므로 조기에 발견하는 것이 매우 중요한데, 이때에도 PSA 검사가 효과적이다. 다른 암에 비해 진행이 늦고 생존율이 높은 암인 만큼 일찍 발견하면 치료할 확률이 매우 높다.

전립선과
테스토스테론의
관계는
매우 복잡하다.

전립선암은 치료법도 확립되어 있다. 전립선암의 증식과 전이에는 테스토스테론이 작용하기 때문에 약물 등으로 테스토스테론의 분비를 억제하면 치료 효과가 있다. 이 호르몬 요법을 사용하면 암은 급격히 축소된다.

그런데 전립선과 테스토스테론의 관계는 매우 복잡하며, 아직까지 의학적으로 규명되지 않은 부분도 많다. 또한 테스토스테론이 전립선암에 반드시 나쁜 방향으로만 작용하는 것은 아니라고 주장하는 연구자들도 있다.

테스토스테론을 사전에 보충해 두면 뒤에 전립선암이 발병해도 악성이 안 된다는 논문도 있지만, 이는 매우 안이한 견해라고 생각된다. 다만 전립선암이 아닌 사람에게 테스토스테론을 보충했을 때 이로 인해 전립선암 발생이 촉진되었다는 보고는 아직 없다. 나 역시 그런 가능성은 매우 낮을 것이라고 여기고 있다.

미국에서는 전립선암이 완치된 사람이 테스토스테론을 보충받은 뒤에 건강한 삶을 회복했다는 보고도 있다.

원래 전립선암 환자에게는 테스토스테론 보충을 금지했었다. 하지만 전립선암 환자 중에는 테스토스테론 수치가 낮은 사람이 많다. 따라서 완치된 후에 PSA가 정상치이면 테스토스테론을 보충하는 것이 우울증이나 LOH 증후군을 개선하는 데 좋다고 생각된다.

이것이 사실로 밝혀지면 전립선과 테스토스테론의 관계에 대한 상식은 앞으로 크게 변할 가능성이 있다.

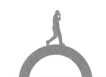

LOH 증후군과
생활습관병의 관계

최근 LOH 증후군이 생활습관병의 발병도 높이는 것으로 보고되고 있다.

1장에서도 설명했듯이 안드로겐이 줄어들면 근육량이 줄어들고 대사 증후군의 발단이 되는 내장 지방이 쌓이기 쉬워진다. 내장 지방이 쌓이면 안드로겐 분비가 더욱 줄어들어 악순환이 되풀이된다.

근육과 먹는 양이 함께 줄어들면 괜찮지만 안드로겐이 줄어도 식욕이 떨어지는 것은 아니다. 즉 근육과 운동량이 감소해도 먹는 양이 줄지 않거나, 오히려 늘면 대사 증후군은 점점 더 진행된다. 그리고 그 앞에는 고혈압·당뇨병·이상지질혈증 등의 생활습관병이 기다리고 있다.

여담이지만 암컷 쥐의 난소를 제거하면 살이 많이 찐다. 그러나 뇌에 에스트로겐을 공급하면 식욕이 억제된다. 이를 통해 에스트로겐에는 식욕을 억제하는 작용이 있을 것이라고 추측된다.

이것이 여성에게도 해당되는가 하면 반드시 그렇지는 않다. 일반적으로 폐경 후의 여성은 살이 찌는 경향이 있지만, 폐경 후 에스트로겐이 줄어 갱년기장애가 되면 식욕이 떨어져서 살이 빠지는 경우도 있다.

안드로겐과 남성의 생활습관병의 관계에 대해서는 다양한 조사가 이루어지고 있다. 일본에서도 많은 사람을 대상으로 연구를 했는데, 테스토스테론의 수치가 낮은 사람일수록 생활습관병의 요소를 많이 갖고 있었다. 다른 나라의 조사에서도 테스토스테론 수치가 낮은 사람이 생활습관병에 걸리기 쉽다는 것이 입증되었다. 또한 생활습관병을 앓고 있는 사람의 테스토스테론 수치를 측정해 보면 테스토스테론 수치가 낮은 사람이 압도적으로 많았다.

예전에 생활습관병을 앓았던 남성 176명(평균연령 48세)의 테스토스테론 수치를 측정하고, 고·중·저의 세 그룹으로 나누어 분석한 적이 있다. 그 결과 수치가 낮은 그룹이 높은 그룹보다도 심근경색을 일으킬 확률이 4배 정도 높다는 것이 밝혀졌다.

이 연구는 혈관 확장 기능을 유지하는 작용을 하는 테스토스테론이 부족하면 동맥경화가 악화된다는 사실을 뒷받침한다고 볼 수 있다.

어쨌든 테스토스테론의 수치가 낮은 사람은 이미 생활습관병을 앓고 있을 가능성이 높다. 지금은 건강하더라도 앞으로 생활습관병에 걸릴 확률이 높다고 할 수 있다.

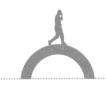

LOH 증후군과
노년의 거동 불편

일본 후생노동성이 실시하는 국민 생활 기초 조사에 따르면 누운 채로 생활하는 사람이나 요양이 필요한 사람의 원인 중에는 반드시 '골절'과 '넘어짐'이 있다.

잘 알려져 알고 있듯이, 골절의 원인은 골다공증에 의한 뼈의 약화, 넘어짐의 원인으로는 하반신의 근력 저하가 있다.

골밀도 骨密度 는 나이와 반비례한다. 특히 여성은 에스트로겐이 고갈되는 갱년기를 기점으로 십수 년 사이에 급속도로 줄어들었다가 이후에 약간 완만한 감소를 보인다(그림9). 그런데 에스트로겐이 골밀도의 저하를 방지하는 작용을 하는 것으로 알려지고 있다.

허리뼈의 골밀도를 보면 여성은 갱년기를 기점으로 골밀도가 급격히 저하된다. 이에 비해 남성의 골밀도는 중년기 이후 거의 직선 모양에

그림 9 나이에 따른 골밀도의 변화

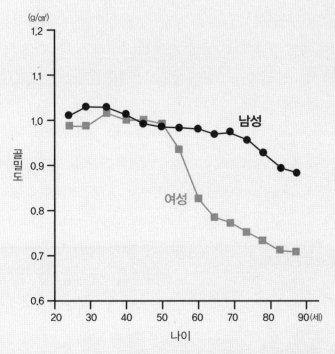

(오리모토 하지메折茂 肇 외: 원발성 골다공증의 진단 기준, 1996년 개정판,
일본 골대사회지, 1997년)

허리뼈의 골밀도를 보았을 때 여성은 갱년기를 기점으로 급격히 저하되지만 남성은 완만하게 저하된다.

가깝게 완만하게 저하된다.

골밀도가 완만하게 낮아지는 것은 큰 문제가 되지 않지만, 급격하게 낮아지면 골절 가능성이 높아진다. 이 때문에 의사들은 골밀도 저하를 골다공증으로 다룬다.

여성에 비해 남성은 골다공증 발생 빈도가 적고, 발생률도 여성의 반 정도밖에 되지 않는다. 그렇다 해도 남성에게 골다공증이 없는 것은 아니므로 주의해야 한다.

골다공증과 테스토스테론의 관계에 대해서는 이전부터 연구가 이루어지고 있다. LOH 증후군의 일곱 가지 증상 가운데 하나로서 '골 무기질의 저하에 따른 골감소증과 골다공증의 골절 위험 증가'가 있다(33페이지 참고).

테스토스테론의 감소는 노인의 근력 쇠퇴와 골절로 이어진다.

뼈세포에는 테스토스테론 수용체가 있고 테스토스테론 자체가 골밀도를 유지하도록 작용하는데, 이때 에스트로겐도 작용을 하는 것 같다. 사실은 남성도 에스트로겐을 생성한다. 남성은 테스토스테론을 대사함으로써 에스트로겐을 만들어 낸다.

테스토스테론 수용체를 인위적으로 없앤 수컷 쥐를 사용한 실험에서도 골밀도의 감소를 확인할 수 있었다. 테스토스테론이 골밀도에 얼마나 영향을 미치는지에 대해서는 앞으로도 연구해야 할 것이 많지만 에스트로겐이 뼈에 매우 중요한 역할을 한다는 것은 틀림없어 보인다.

또한 테스토스테론 수치가 낮아지면 근육량이 감소하고 근력이 떨어진다. 근력이 떨어지면 보행과 활동에 지장을 받으므로 고령자는 하반신 근력이 쇠퇴하기 때문에 넘어지거나 골절로 이어지기 쉽다. 더욱이 근력 저하와 함께 운동량이 줄어들면 골다공증이 촉진될 수 있다. 이렇게 거동하지 못하고 사는 요인이 하나둘 늘어 가는 것이다.

현재로서는 테스토스테론의 수치와 거동하지 못하는 남성의 비율에 관한 조사 자료는 없다. 그러나 테스토스테론의 수치가 낮은 남성일수록 요거동이 불편해질 가능성이 높은 것만은 확실해 보인다.

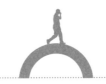

안드로겐이
치매를 예방한다?

일본의 병원과 요양 기관의 도움을 받아 9천 명의 고령자를 대상으로 안드로겐과 인지 기능·활동의 관계를 연구한 적이 있다.

연구에서 일부 남성에게 테스토스테론을, 여성에게는 테스토스테론보다 조금 약한 DHEA를 음용하게 했다. 일본에서는 테스토스테론과 DHEA 음용액을 팔지 않기 때문에 해외에서 수입해 왔다. 연구 대상자가 고령자인 점을 감안해서 복용량은 남녀 모두 보통의 절반으로 했다.

연구 결과, 테스토스테론과 DHEA를 복용한 사람들은 치매 증상이 개선되거나 진행이 늦어진다는 것을 알 수 있었다. 좀 더 분명하게 효과가 나타난 쪽은 테스토스테론을 복용한 남성 그룹이었다. 6개월간의 복용으로 인지 기능의 성적이 평균 1~2점 높아졌다(그림10).

1~2점이라는 숫자에 그 효과를 의심하는 사람이 있을지 모르지만 이 수치는 알츠하이머의 치료제로 사용하는 '아리셉트^Aricept'의 효과와 거의 맞먹는다. 테스토스테론의 복용 효과를 인정할 수밖에 없는 결과인 것이다.

인지 기능 테스트에서 개선 효과가 특히 뚜렷한 것은 지연 재생 기능 항목이었다. 지연 재생 기능이란, 기억한 것이나 단어를 시간이 지난 후에 떠올리는 능력이다. 테스트는 예를 들어 '해바라기·개·비행기'와 같이 범주가 전혀 다른 단어를 외우게 하고 다른 작업을 하게 한 다음 다시 그 단어를 기억하게 하는 방법으로 진행되었다.

치매인 사람은 지금 기억한 것을 나중에 떠올리는 능력이 떨어지므로, 지연 재생 기능이 개선되었다는 것은 중요한 의미를 가진다. 일반적으로 치매는 남성보다 여성에게 많이 발병하는 병이다. 그러나 65세 미만에 발병하는 치매에 한정하면 남성의 발병률이 여성의 2배에 달한다. 남성이 그만큼 빨리 치매에 걸리는 것이다. 만약 테스토스테론에 의한 치매 예방 효과가 분명해지면 치료법이 바뀔 가능성도 있다.

한편, DHEA를 복용한 여성 그룹에서는 인지 기능의 개선과 함께 일상생활의 활동에도 큰 개선이 나타났다. 고령의 여성은 근육 및 골밀도의 저하가 고령의 남성보다 뚜렷해서 운동 능력도 크게 떨어지는 경향이 있다. 그러나 DHEA를 계속 투여하자 계단을 오르내리는 것이 전보다 편해졌다고 하는 사람이 많았다.

그림 10 남녀의 평균수명과 60세 때의 평균여명

● 남성에 대한 테스토스테론 40mg/일 투여 효과

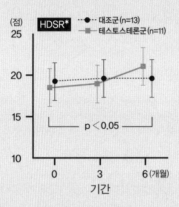

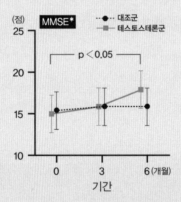

*HDSR : 하세가와식 지능 평가 척도 Hasegawa's Dementia Scale for Revised
*MMSE : 간이 정신 기능 검사 Mini—Mental State Examination

(Fukai S, et al, J Am Geriatr Soc 2010, Yamada S, et al, Geriatr Gerontol Int 2010.)

● 여성에 대한 DHEA 25mg/일 투여 효과

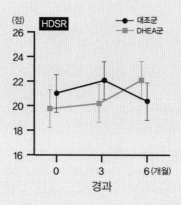

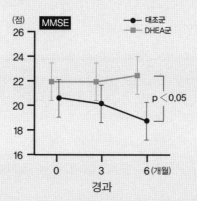

HDSR, MMSE는 인지 기능을 측정하는 테스트이다. 점수가 낮아지는 것은 인지 기능의 저하를 나타낸다. 호르몬 보충으로 투여 전보다 인지 기능이 향상되었음을 알 수 있다.

외국에서도 같은 연구가 있었다. 네덜란드의 한 지역에서 건강한 고령자 100명에게 테스토스테론을 지속적으로 투여한 결과, 많은 사람의 근육량이 증가하고 내장 지방이 줄었다고 한다. 다만 근육의 양은 늘어도 근력은 향상되지 않았다. 이는 악력(握力)이 50kg이나 되는 강한 근력을 가진 건강한 노인들이 대상이었기 때문이다.

인지 기능에 있어서도 변화는 보이지 않았다. 이 역시 연구 대상자들이 인지 기능이 떨어지는 고령자가 아닌 것이 원인이었다. 즉 안드로겐이 건강한 노인을 더욱 건강한 '파워 노인'으로 만드는 작용까지 하는 것은 아니었다.

안드로겐과 인지 기능의 관계를 더욱 명확히 하려면, 안드로겐을 투여함으로써 고령자의 인지 기능이 얼마나 개선되었는지를 연구 조사해야 한다. 또는 안드로겐의 저하가 치매 진행과 얼마나 밀접하게 관련되어 있는지 오랜 기간에 걸쳐 추적 조사와 연구를 할 필요가 있어 보인다. 하지만 나는 안드로겐이 치매 예방 효과가 있다고 생각하는데, 인지 기능이 조금 떨어지기 시작한 사람을 원 상태에 가까울 정도로 회복시키는 작용을 한다고 본다.

이번 장에서는 LOH 증후군이 장래에 일으킬 가능성이 있는 병에 대해서 설명했다.

LOH 증후군 증상의 하나인 ED는 동맥경화가 진행되고 있다는 증거이며, 심근경색 등의 심혈관 병에 걸릴 가능성을 미리 예측할 수 있다. 또한 LOH 증후군은 대사 증후군·고혈압·이상지질혈증·당뇨병을 일으킬 수 있다.

테스토스테론 수치가 높은 사람이나 보충 요법을 실시하는 사람은 전립선 비대 경향이 있지만, 전립선암으로 직결되는 것은 아니다. 전립선암 환자라도 암이 치료된 뒤에는 호르몬 보충 요법을 실시해도 괜찮다.

안드로겐은 근육과 뼈의 발달에 깊은 관련이 있다. 따라서 안드로겐의 저하가 고령자의 거동을 불편하게 하는 넘어짐이나 골절을 일으킬 가능성이 충분히 있다. 또한 안드로겐이 인지 기능을 높이는 작용을 하기 때문에 치매 예방 효과도 기대할 수 있다.

Late-Onset Hypogonadism syndrome

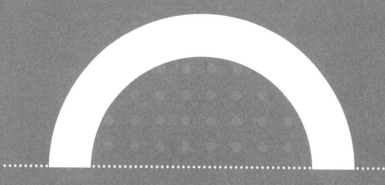

4장

남성에게도
여성호르몬이 있다

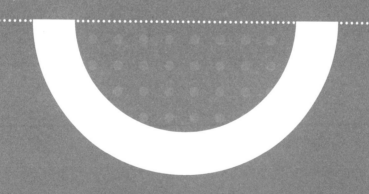

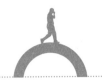

남성의 에스트로겐,
여성의 안드로겐

많은 사람이 테스토스테론 등의 안드로겐은 남성 특유의 호르몬이고, 에스트로겐은 여성 특유의 호르몬이라고 생각한다. 앞서 이 점에 대해 언급했을 때 의아하게 생각한 사람도 있었을 것이다.

널리 알려지지는 않았지만 남성의 몸속에서도 에스트로겐이 만들어지고, 여성에게서도 안드로겐이 만들어진다. 더 구체적으로 말하면 여성의 난소에서는 에스트로겐뿐만 아니라 테스토스테론도 만들어지고, 남성의 고환에서도 테스토스테론과 에스트로겐이 만들어진다.

남성의 고환에서는 '아로마타아제aromatase'라는 방향화효소芳香化酵素를 사용하여 테스토스테론의 일부를 에스트로겐으로 변화시키는 작용을 한다. 호르몬이 남녀의 몸속에서 어떻게 만들어지는지 그 메커니즘을 도식화한 것이 [그림11]이다.

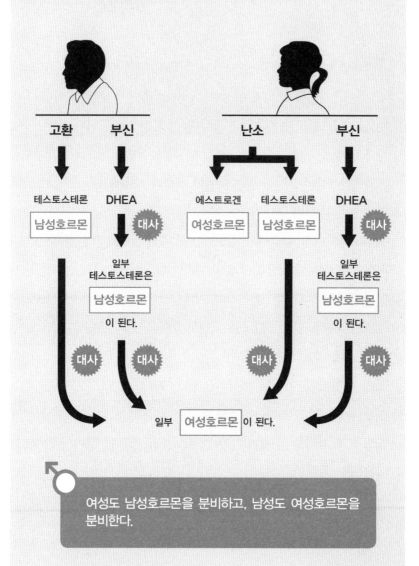

그림 11　성호르몬의 분비와 대사

고환　　부신

테스토스테론　DHEA

남성호르몬　　대사

일부
테스토스테론은

남성호르몬

이 된다.

대사　　대사

난소　　부신

에스트로겐　테스토스테론　DHEA

여성호르몬　남성호르몬　　대사

일부
테스토스테론은

남성호르몬

이 된다.

대사　　대사

일부　여성호르몬　이 된다.

여성도 남성호르몬을 분비하고, 남성도 여성호르몬을
분비한다.

조금 복잡하지만 남녀 모두 체내에서 같은 호르몬이 분비된다는 것을 알 수 있다.

그렇다면 남녀의 차이는 어디에서 비롯되는 것일까?

그 차이는 남성호르몬과 여성호르몬의 비율에서 생긴다. 여성의 몸속에 있는 테스토스테론의 양은 남성의 10분의 1 정도이다. 젊은 여성일 경우 테스토스테론의 양이 조금 더 많은 사람도 있지만, 그렇다고 해도 남성의 3분의 1에 불과하다. 반면 남성의 체내에 있는 에스트로겐의 양은 여성의 절반 정도이다.

관점을 바꾸면, 여성이 남성보다 2배의 에스트로겐을 분비한다는 것인데, 이는 여성에게 월경이 있을 때뿐이다. 여성의 에스트로겐 분비량은 폐경과 함께 급격히 떨어진다. 이 단계가 되면 남성이 여성보다 많은 에스트로겐을 갖게 된다. 즉 노년이 되면 남편이 부인보다 더 많은 여성호르몬을 갖게 되는 것이다.

물론 여성이 일생 동안 분비하는 에스트로겐의 양은 겨우 한 티스푼 분량밖에 되지 않는다. 이 정도의 양이 월경과 임신, 출산 등 여성의 인생을 크게 좌우하는 것이다. 에스트로겐의 작용이 얼마나 큰지 알 수 있을 것이다.

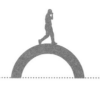

약손가락 길이와
태아기의 테스토스테론

손가락 길이가 호르몬과 관련되어 있다는 것을 알고 있는가? 왼손이든 오른손이든 상관없다. 약손가락과 집게손가락의 길이를 비교해 보자.

남성은 약손가락이 집게손가락보다 길다. 여성은 집게손가락이 약손가락보다 긴 것이 일반적이다. 이는 태아기에 하는 테스토스테론 샤워 때문이다.

태아의 뇌는 처음에는 누구나 여성의 뇌이다. 그러나 임신 기간 중 태아가 대량의 테스토스테론에 노출됨으로써 남자의 뇌가 된다. 그 변화가 손가락에 나타나서 남성의 약손가락이 집게손가락보다 길어지는 것이다.

호르몬이 태아기 때 어떤 영향을 미치는지는 완전하게 규명되지 않았다. 그러나 태아기의 호르몬 샤워로 인해 뇌가 남성형 또는 여성형으로 결정되는 것만은 확실하다.

예를 들어 태아기에 임신부가 복용하는 약 등에 의해 호르몬 환경이 흐트러지면 육체는 남성인데 뇌는 여성형인 아이가 태어나게 되는 것이다. 이것이 '성동일성장애性同一性障碍 : gender identity disorder'의 한 가지 원인인 것으로 보인다.

남성의 테스토스테론 수치는 사춘기 때 다시 급격히 높아져서 유아기의 20~30배로 높아진다. 이로 인해 수염과 체모가 생기고, 음경이 커지며, 신체도 성장한다. 또한 성대가 두꺼워지면서 변성기가 온다. 이 시기를 '제2차 성징기'라고도 부른다.

이런 변화는 20세 전후까지 계속되어 남자와 여자의 신체 특징에 결정적인 차이를 만들어 낸다. 남성다움 또는 여성다움을 결정하는 데 있어서 성호르몬이 매우 큰 역할을 하는 것이다. 연구 보고에 따르면 테스토스테론의 양이 많으면 공간 인지 능력 및 수학 능력에 관한 뇌 영역이 발달한다고 한다. 한편 에스트로겐의 양이 많으면 언어 능력이 발달하는 경향이 있다고 한다.

여담이지만 입학 시험 면접에서 여학생이 상위 점수의 대부분을 차지한다. 즉 여학생은 사용하는 어휘도 풍부하고 자신의 의견을 잘 정리해서 전달한다. 그에 비해 10대 남학생은 같은 연령대의 여학생에 비해 언어 능력이 현저히 떨어진다. 말을 잘 못하고 생각도 잘 전달하지 못한다. 그러나 입체 도형을 인식하거나 퍼즐을 맞추는 능력은 남학생이 뛰어나다. 이런 차이도 호르몬에 의한 것이라고 본다.

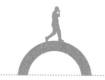

세계가 주목하는
안티에이징 호르몬

테스토스테론과 에스트로겐은 생식 기능에만 중심적인 역할을 하는 것이 아니다. 테스토스테론과 에스트로겐의 수용체는 여러 세포와 장기에도 있다. 즉 남성호르몬과 여성호르몬이 각 세포와 장기에서 균형 있게 작용하고, 그 종합적인 효과로 신체의 기능을 조절하는 것이다.

문제는 호르몬의 극단적인 변화로 균형이 무너지는 것이다. 여성은 폐경에 의해 에스트로겐의 분비가 거의 없어진다. 남성도 나이를 먹으면서 테스토스테론이 감소하고, 여기에 스트레스까지 더해지면 테스토스테론의 분비가 급격히 저하된다는 것을 2장에서 살펴보았다. 여기서 주목받는 것이 'DHEA'라고 하는 성호르몬이다.

DHEA는 안드로겐의 일종인데 남녀 모두 부신에서 분비된다. 분비량은 남성이 더 많고 여성의 분비량은 남성의 절반 정도이다. 일반적으로 성호르몬으로 작용하는 것은 테스토스테론, 에스트로겐, DHEA의 세 종류라고 생각하면 된다.

DHEA는 미국국립노화의학연구소가 실시한 조사를 계기로 세계적인 주목을 받게 되었다. 그리고 장수하는 사람의 신체에는 다음의 세 가지 공통적인 특징이 있다는 결과가 나왔다.

① 혈중 인슐린 농도가 낮다.
② 저체온이다.
③ DHEA 분비가 많다.

①에 대해서는 이해가 쉬울 것이다. 알다시피 인슐린은 만병의 근원이라고 하는 당뇨병과 관련된 호르몬이다.

당뇨병은 만성적으로 혈당 수치가 높은 병으로, 인슐린은 식사 등으로 상승하는 혈당 수치를 떨어뜨리는 역할을 한다. 인슐린이 신체에서 덜 작용하는 사람은 혈당 수치를 낮추기 위해 더 많은 인슐린을 필요로 한다. 이 때문에 인슐린 농도가 높아진다.

그런데 대량으로 인슐린을 분비하면 인슐린 제조 공장인 췌장 세포가 쇠약해져 나중에는 인슐린을 분비하지 못하게 된다. 이렇게 되면 체외에서 인슐린을 주입해야만 혈당을 조절할 수 있다. 그러나 인슐린이

제대로 작용하는 사람은 소량의 인슐린으로도 혈당을 조절할 수 있다. 따라서 혈중 인슐린 농도가 낮아진다.

안드로겐의 일종인 DHEA 성호르몬은 안티에이징으로 주목받고 있다.

❷는 체온이 낮으면 대사가 저하되어 활동이 억제되므로 여분의 에너지를 사용하지 않아도 된다는 것을 의미한다.

자동차로 말하면 엔진을 빨리 회전시키지 않고도 오랫동안 사용하는 것이라고 말할 수 있다. 신체에 별로 부담을 주지 않는 것이다.

LOH 증후군과 관련해서 신경을 써야 하는 것이 ❸이다.

이 조사가 발표된 후 안티에이징antiaging : 노화 방지이라는 관점에서 DHEA를 연구하는 연구자들이 세계적으로 늘어났다.

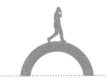

DHEA는 에스트로겐과
테스토스테론의 후보 선수

현재 DHEA와 관련해서 인체에 나쁘다는 보고는 없다. DHEA는 매우 중요한 성호르몬으로, 보충을 하더라도 신체에 악영향을 미친다는 조사 결과도 현재는 없다.

일찍이 안티에이징으로 주목받은 것은 에스트로겐이었다. 폐경 여성을 대상으로 실시한 에스트로겐 보충 요법은 여성 갱년기장애의 치료뿐 아니라 심장병 예방에도 효과적이었다.

그러나 2000년대에 들어와 에스트로겐 보충 요법을 장기에 걸쳐 실시하면 유방암·심장병·뇌졸중·치매 등의 위험이 높아졌다는 연구 결과가 나왔다. 에스트로겐 보충 요법에 대한 기대가 실망으로 바뀐 것이다.

사실 이 결과를 계기로 나는 안드로겐으로 눈을 돌리게 되었다. 그때까지 안드로겐의 주력 호르몬인 테스토스테론이 치료제 또는 예방

약으로 다루어지는 일은 거의 없었다. 그러나 무언가 새로운 효과를 찾을 수 있지 않을까 해서 연구를 시작하게 되었다.

일반적으로 LOH 증후군을 개선하는 데 가장 효과적인 것이 테스토스테론 보충이다. 그러나 DHEA도 이에 뒤지지 않을 만큼의 효과가 있다. 미국에서는 이미 항노화 영양제로 판매되고 있는 실정이다.

다시 한 번 [그림11]을 보면 알겠지만, DHEA는 호르몬 분비 메커니즘에서 상위에 위치하는 물질이다. 남녀 모두 대사를 통해 DHEA를 다른 호르몬으로 바꾸기 때문에 영양제로 섭취해도 매우 자연적이라고 할 수 있다. 일본에서도 남녀를 불문하고 인터넷을 통해 수입해서 복용하는 중년이 늘고 있다.

앞서 소개한 미국국립노화의학연구소뿐 아니라 일본에서도 고령자 추적 연구를 실시한 결과 남성은 테스토스테론, 여성은 DHEA의 수치가 높은 사람일수록 장수한다는 것이 밝혀졌다.

고령 여성의 혈중 호르몬 농도를 확인해 보면 에스트로겐뿐 아니라 테스토스테론 수치도 낮다. 이때 어떤 호르몬으로 에스트로겐과 테스토스테론을 대신할 수 있을까? 나는 이에 대한 정답 중 하나가 DHEA라고 생각한다. 남성도 테스토스테론의 저하를 DHEA로 보충할 수 있을 것으로 생각한다.

일반적으로 DHEA는 대사를 통해 테스토스테론이 되어 신체에 작용하는 것으로 알려져 있다. 또한 DHEA 고유의 수용체가 있다는 의견도 있지만 아쉽게도 DHEA 수용체의 존재는 확인되지 않았다. 이처럼 DHEA의 메커니즘에 대해서는 아직 규명되지 않은 것이 많다.

그럼에도 불구하고 연구에서는 DHEA가 폐경 후 여성의 혈관·심장·뼈·근육 등에 작용하여 에스트로겐의 작용을 보충해 준다는 것이 밝혀졌다.

나는 DHEA의 역할을 다음과 같이 생각한다.

에스트로겐은 체내의 장기 및 생식기의 기능을 조절한다. 하지만 에스트로겐은 폐경과 함께 거의 없어지는데, 이때 DHEA가 그 작용을 대신한다. 에스트로겐과 테스토스테론을 스타 야구 선수라고 하면 DHEA는 후보 선수라고 할 수 있다. 어떤 스타 선수라도 부상과 체력 고갈을 피해 갈 수 없는데, 이때 의지할 수 있는 후보 선수가 기다리고 있는 것이다. 후보 선수인 DHEA가 스타 선수의 부상 혹은 갑작스런 은퇴를 보완할 수 있으므로 장기간의 경기를 치를 수 있다.

앞으로 다양한 연구가 이루어지면 DHEA의 작용에 대해서 더 많은 것들이 밝혀질 것이다. 이미 미국에서는 DHEA가 체지방을 줄이는 효과가 있다는 사실을 알아냈다. DHEA로 새로운 안티에이징의 지평이 열리는 날이 머지않아 보인다.

결혼과
테스토스테론 수치

20대 남성을 네 개의 그룹으로 분류하고, 타액唾液 중 테스토스테론 농도를 조사한 흥미로운 자료가 있다. 도쿄대학 교양학부의 하세가와 도시카즈長谷川 寿一 교수가 실시한 조사이다.

① 기혼자이며 현재도 배우자와 성관계를 하는 사람
② 기혼자이지만 배우자와 성관계를 하지 않는 사람(가정 내 별거 등과 같은 상태)
③ 독신이지만 성관계 파트너가 있는 사람
④ 독신이며 성관계 파트너가 없는 사람

이 네 그룹 중 테스토스테론 수치가 가장 높은 그룹은 어느 그룹일

까? 정답은 ④이다. 다음으로 높은 그룹이 ②이다. 가장 낮은 그룹이 ①
이었다.

이유는 테스토스테론이 투쟁심과 육체적 힘을 내는 남성호르몬이
기 때문으로 보인다. 사람뿐 아니라 동물도 암컷을 자신의 짝으로 만들
려면 다른 수컷과의 싸움에서 이겨야 한다. 이를 위해서는 힘과 공격성
이 필요하다. 즉 연애 기간 중에는 체내에서 테스토스테론이 높아지는
메커니즘이 작용하는 것이다.

그러나 결혼을 하면 싸움에서 이겨 여성
을 차지할 필요가 없기 때문에 테스토
스테론 수치도 낮아진다. 그렇다면 결
혼한 경우 부인과 성관계를 하지 않는
남성이 성관계를 하는 남성보다 테스
토스테론 수치가 높은 것에는 다른 의
미를 부여할 수 있다. 부인과 성관계를 하지
않는 남편은 바람을 피우기 위한 상태에 돌입했다고 볼 수도 있다.

> 연애 기간에는
> 남성의 테스토스테론
> 분비가 많지만
> 결혼 후에는
> 감소한다.

부인의 입장에서는 과연 남편의 테스토스테론 수치가 낮은 것이 좋
을까, 높은 것이 좋을까? 남편의 테스토스테론 수치가 낮으면 부부의
관계가 좋다고 해석해도 좋을 것이다.

최근 미국과 필리핀 연구팀이 발표한 조사에서 이와 같은 결과가 나
왔다. 조사 대상은 필리핀에 사는 21~26세의 남성 624명이었다. 5년에

가깝게 추적하여 이 남성들의 타액에 포함된 테스토스테론의 수치를 조사했다.

흥미로운 것은 조사를 시작할 때 테스토스테론이 높았던 독신 남성일수록 이후 결혼을 한 경향을 보였다. 그러나 그런 남성조차도 결혼하고 아이를 낳자 30% 가까이 테스토스테론이 줄었다.

이것은 무엇을 의미하는 것일까?

독신 때 테스토스테론 수치가 높았던 남성이 여성을 재촉하여 결혼까지 하게 되었고, 아이가 태어나자 테스토스테론이 감소하고 공격적인 모습도 사라졌다. 그 결과 아버지로서의 역할을 하면서 육아를 돕게 된다고 연구자는 설명한다.

다른 동물에 비해 인간은 아이에서 어른으로 성장하기까지 시간이 걸린다. 육아를 하는 데 남편의 협력이 반드시 필요하므로 테스토스테론의 감소는 이치에도 잘 맞는다고 할 수 있다.

결혼한 남성이 살이 찌기 시작하는 것은 테스토스테론의 감소와 함께 근육의 양이 줄어들고, 칼로리 소비도 줄어들기 때문이다. 또한 행복해서 살이 찌는 것에도 테스토스테론이 밀접하게 관련되어 있다.

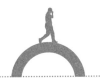

대머리는
안드로겐 때문인가?

남성호르몬, 혹은 안드로겐이라고 하면 '대머리'를 연상하는 사람이 있다. 또 일본에서는 '남성호르몬이 많고 얼굴에 기름기가 많은 사람은 대머리가 된다.', '털이 많은 사람일수록 대머리가 된다.'라는 속설이 있다.

분명 테스토스테론 등의 남성호르몬은 체모의 발육과 관련이 있다. 그렇기 때문에 LOH 증후군의 치료를 위해 호르몬 보충 요법을 망설이는 사람도 있다. 그러나 이것은 낭설에 가깝다. 적어도 테스토스테론 자체가 탈모를 촉진한다는 연구 결과는 없다. 만일 테스토스테론이 탈모를 촉진한다고 하면 테스토스테론 분비가 가장 왕성한 20대의 남성은 모두 대머리가 되어야 한다.

이마의 중앙 부분부터 원형으로 머리카락이 빠지는 U자형의 대머리가 진행되는 이른바 '남성형 탈모증 AGA : Androgenetic alopecia'을 일으키는 원인은 혈중에 존재하는 '5α 환원효소 5α-reductase'라고 불리는 효소 때문이다. 이 효소가 테스토스테론을 더욱 강력한 DHT 디하이드로테스토스테론 : dihydrotestosterone로 변환시킴으로써 탈모가 진행된다.

좀 더 전문적으로 설명해 보겠다. 5α 환원효소로 만들어진 DHT가 모낭 모근을 싸고 있는 조직에 있는 남성호르몬 수용체와 결합하면, 모근 毛根에 머리카락 성장을 막으라는 명령이 내려진다. 이 때문에 머리카락이 충분히 성장하지 않은 채로 빠지는 것이다.

참고로 최근 AGA 치료에서 주목을 받는 '프로페시아 Propesia'는 5α 환원효소의 작용을 저해하는 것으로, DHT를 억제하고 머리카락이 빠지는 것을 방지하는 약이다.

테스토스테론이 많아도 5α 환원효소의 양이 많지 않으면 대머리로 진행되지 않는다. 가슴 털과 머리카락이 많은 남성은 테스토스테론은 많아도 5α 환원효소가 적다고 볼 수 있다.

현재까지 테스토스테론이 부족한 LOH 증후군 환자에게 테스토스테론을 보충해서 대머리가 진행되었다는 보고는 없다.

한 가지 더 추가하자면 머리카락의 건강은 유전적인 요소 외에 생활 습관이 깊게 관련되어 있다. 수면 부족, 심신의 스트레스, 영양 균형이 무너진 고지방 식사 등의 생활 습관을 고쳐야 한다. 동시에 규칙적인 생활을 하면 탈모 예방에 효과적이다.

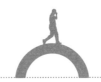

노네날과
테스토스테론의 관계

대머리와 마찬가지로 대부분의 중년 남성이 이른바 '노인 냄새'에 신경을 쓴다. 노인 냄새가 난다고 지적을 받지 않아도 젊었을 때와는 체취가 달라졌다고 느끼는 중년 남성이 많다.

이 냄새는 '노네날 알데하이드 Nonenaldehyde C9H16O'라는 물질 때문이라고 판명되었다. 노네날은 모공의 피지선에서 나오는 지방산(팔미트올레인산 Palmitoleic acid)의 산화와 발효의 진행으로 만들어진다.

20~30대에는 체취에서 노인 냄새가 나지 않지만, 40대를 넘기면서 체취를 통해 노인 냄새, 즉 노네날이 생겼음을 알게 된다.

젊을 때는 피지의 분비물과 노폐물이 활발한 대사로 신선함을 유지하지만 대사 능력이 떨어지면 분비물과 노폐물이 피부 위에 남게 된다. 아울러 나이와 함께 몸의 항산화력이 저하되어 분비물과 노폐물이 쉽게 산화되고 피부 표면의 박테리아 때문에 발효되기 쉬워진다.

노네날에 의한 냄새는 중년 남성 특유의 현상이 아니라 남녀 모두에게서 발생한다. 그럼에도 불구하고 노네날 냄새가 남성만의 냄새로 알려진 것은 여성은 평소에 피부를 청결히 유지하는 데 신경을 쓰기 때문일 것이다.

노네날이 만들어지지 않게 하려면 피부를 청결히 해야 한다. 땀을 흘리면 비누 등으로 피부를 씻어야 한다. 또 하나는 활성 산화에 효과가 있는 이른바 항산화력이 강한 식품(136페이지 참고)을 섭취하는 것이다.

사실은 테스토스테론도 항산화력이 있다는 점에서 노네날 냄새를 없애는 대책으로 관심을 끌고 있다. 일부 연구자들이 테스토스테론에 항산화력이 있다고 말하기 때문이다. 특히 안티에이징을 연구하는 의사들이 테스토스테론의 항산화 작용을 적극적으로 연구하고 있다.

만약 테스토스테론이 항산화 작용을 한다면 노네날의 냄새 또한 LOH 증후군의 한 증상일지 모른다. 나이가 듦에 따라 테스토스테론이 감소하고, 항산화력이 떨어져 노네날 냄새가 나는 것이기 때문이다. 그러나 지금 단계에서는 테스토스테론을 보충해서 노네날 수치가 내려갔다고 하는 보고는 없다.

Late-Onset Hypogonadism syndrome

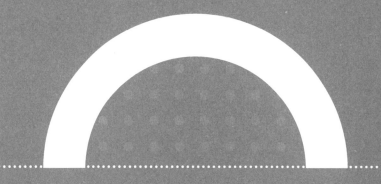

5장

안드로겐을 증가시키는
생활의 지혜

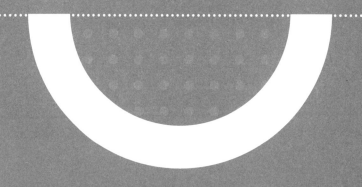

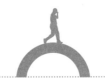

스트레스를
조절해야 한다

안드로겐은 고환 등에서 분비되지만 명령은 뇌에서 내린다. 그런데 지나치게 스트레스가 쌓이면 뇌가 안드로겐을 분비하라는 명령을 내리지 않게 되고, 그 결과 안드로겐이 부족해져 LOH 증후군이 발병한다.

　스트레스가 원인이 되어 LOH 증후군이 발병한 경우, 원인이 되는 스트레스를 풀지 않으면 근본적으로 증상이 개선되지 않는다. 물론 호르몬 보충 요법으로 혈중 테스토스테론 수치를 높여 주면 증상이 개선될 수 있다. 하지만 이는 표면적인 치료에 지나지 않는다. 일단 좋아져도 스트레스의 문제가 해결되지 않으면 재발 위험이 있다. 따라서 가장 근본적인 치료법은 병의 원인인 스트레스를 해소하는 것이다.

　스트레스를 해소하기 위해서는 때로는 마음먹고 환경을 바꾸는 것이 필요하다. 예를 들어 회사에서 인간관계에 문제가 있다면 회사를 그만두는 것도 하나의 방법이다. 물론 고용 상황이 좋지 못한 시기이므로 결단하기까지 상당한 각오가 필요할 것이다. 그러나 건강한 신체는 무엇보다 우선이다.

부부 불화가 스트레스의 원인이라면 혼자서 고민하지 말고 제3자에게 상담을 함으로써 해결의 실마리를 찾는 것이 좋다. 시간이 해결해주는 문제도 있으므로 그때까지는 호르몬 보충으로 치료하는 방법을 선택할 수도 있다.

ED가 스트레스의 최대 원인이라면 먼저 ED를 치료해야 한다. 혹은 불면이 스트레스를 조장한다면 수면제를 복용한다. 이것만으로도 LOH 증후군이 개선되는 경우가 있다.

요약하면, 몸과 마음이 악순환에 빠져 있을 때는 그 악순환의 고리를 끊어 선순환으로 바꾸려는 노력이 필요하다.

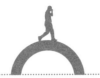

부교감신경 우위의 상태로
만들어라

LOH 증후군을 예방하려면 평소에 스트레스 조절에 신경 써야 한다.

긴장하거나 흥분했을 때 작용하는 교감신경이 계속 민감한 상태로 있으면 스트레스가 높아진다. 한편, 긴장이 풀리고 심신이 안정적일 때에는 부교감신경이 작용한다.

중요한 것은 이 둘의 균형이다. 낮 시간마다 업무로 인해 교감신경이 민감해진 상태가 계속된다면 밤 시간과 주말에 부교감신경이 작용하는 상태를 만듦으로써 스트레스를 조절할 수 있다.

LOH 증후군에 걸린 남성 대부분은 여전히 왕성하게 일한다. 무기력감에서 탈피하기 위해 일을 우선시하는 경우가 늘어난다고 볼 수도 있다.

그런 사람은 취미 활동을 하거나 여행을 하는 등 업무 외적인 것에서 즐거움을 찾으려는 노력이 필요하다. 새로 사귄 친구와 골프를 하거나 캠핑장에서 바비큐 파티를 하면서 동심으로 돌아가 보는 것도 좋다. 그렇게 하면 스트레스가 해소되는 것을 느낄 수 있을 것이다.

다만, 이웃과의 관계를 고려해서 어쩔 수 없이 하는 것, 하고 싶지 않은데 억지로 하는 취미 활동은 도움이 되지 않는다. 자신이 즐겁다고 느끼는 것, 적극적으로 하고 싶은 것, 마음의 평정을 찾을 수 있는 것을 해야 한다.

업무상 접대를 위해 좋아하지도 않는 골프를 시작해서 오히려 스트레스를 받는 사람도 있다. 그러면 안드로겐이 줄어드는 것은 당연하다. 자신에게 어울리는 휴식 방법을 찾을 수 있는 사람은 자기 자신밖에 없다.

휴식과 취미 활동은 LOH 증후군을 예방하는 효과가 크다.

칭찬을 받으면
안드로겐이 증가할까?

누구나 칭찬을 받거나 성과에 대한 보상을 받으면 기뻐한다. 호르몬의 관점에서 볼 때 칭찬이나 보상을 받으면 뇌에서는 도파민과 세로토닌이 분비되고, 이로 인해 의욕과 활력이 생긴다.

도파민은 쾌락과 관련이 있는 신경전달물질이다. 도파민이 많이 분비되면 식욕과 성욕이 증가해서 의욕을 높여 준다. 세로토닌은 평상심을 가져다주는 신경전달물질이다. '행복 호르몬'이라는 별칭이 있을 정도로 평정 상태를 유지시켜 준다. 세로토닌이 부족하면 초조하거나 우울해져서 우울증이 생기기 쉽다.

신경전달물질이 분비되면 시상하부와 뇌하수체에 작용한다. 여기서 분비되는 성선자극호르몬에 의해 안드로겐 분비가 촉진된다.

요약해 보면, 칭찬을 받으면 호르몬 작용의 선순환이 시작되고, 그

것이 안드로겐 분비를 촉진하는 것이다. 반대로 다른 사람에게 비난이나 질책을 받으면 어떻게 될까? 그 사람에게 큰 스트레스가 되어 우울증으로 이어진다. 또한 도파민과 세로토닌의 작용이 억제되고 안드로겐 분비도 줄어든다. 호르몬 작용의 부정적인 메커니즘이 작용하는 것이다.

행동 또한 억제되는데, 이는 동물이 갖고 있는 본능과 같은 것일지 모른다. 위기가 닥쳤을 때 동물은 가만히 주변 상태를 살핀다. 인간도 일이 잘 안 되거나 누군가에게 질책을 받으면 조용히 참는 경우가 많다.

그러나 이런 상태가 지속되는 것은 좋지 않다. LOH 증후군 환자의 경우에는 증상이 악화되기도 한다.

칭찬을 받는 것은 호르몬의 관점이 아니라도 좋은 것이다. 하지만 혼자서는 칭찬을 받을 수 없다. 주위 사람들, 특히 중년의 기혼 남성이라면 아내의 대처 방식이 매우 중요하다. 원래 LOH 증후군은 환자 본인보다 가족과 주위 사람이 알게 되는 경우가 많은 병이다. 평소보다 업무의 실수가 늘고, 휴일에 밖에 나가기 싫어 하고, 초조하게 있을 때가 많다 등 LOH 증후군을 발견하는 실마리는 일상 속에 있다. 치료는 물론 증상이 심해지는 것을 막는 데도 가족의 도움이 중요하다.

물론 남성도 평소에 가족, 특히 부인과 좋은 관계를 유지하려는 노력이 필요하다. LOH 증후군을 이겨 내려면 사이좋은 아내, 화목한 가족, 좋은 친구를 갖는 것이 무엇보다 좋다.

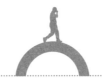

테스토스테론을 증가시키는
간단한 방법들

안드로겐 분비를 촉진하는 방법으로 가장 쉽고 효과적인 것이 바로 운동이다. 과격한 운동을 할 필요도 없다. 복근 운동·팔굽혀펴기 등 근육 트레이닝이나 걷기·달리기·자전거(운동기구) 타기 등의 유산소운동이면 무엇이든 효과적이다.

운동 시간은 매일 30분 정도가 적당하다. 일부러 헬스클럽에 가지 않아도 된다. 목적지 한 정거장 전에 내려서 걷는 것만으로도 효과가 있다. 역에서 에스컬레이터를 타지 않고 계단을 오르내리는 것도 좋다. 중요한 것은 이런 운동을 습관화해서 계속 이어 나가는 것이다.

기껏 안드로겐을 증가시켰는데 운동을 그만두면 다시 감소하고 만다. 스트레스가 쌓인 신체를 풀어 준다는 의미에서 스트레칭도 좋다. 스트레칭을 하면 혈액의 흐름도 좋아지고 긴장된 신경도 풀어진다. 이렇게 하면 심신이 모두 안정된 부교감신경 우위의 상태를 만들 수 있다.

이쯤에서 대사 증후군 예비군인 평균연령 66.8세의 남성 12명에게 운동을 하게 한 연구 결과를 소개한다.

월 2회 이들에게 헬스클럽에서 균형 운동·근력 운동·유산소운동을 지도 하고, 일주일에 5일은 자택에서 운동 하게 했다. 그런 다음 3개월 후의 변화 를 살펴보았다.

하루 30분씩 스트레칭을 하면 안드로겐이 늘어난다.

아쉽게도 허리둘레는 변화가 없었지만, 체중은 평균 1kg 줄었다. 대사 증후군에서 가장 중요한 내장 지방은 면적이 22% 감소했다. 혈중 테스토스테론 수치도 8.2pg/mL에서 9.1pg/mL로 상승했다. 또한 DHEA 수치도 약 30% 정도 상승했다.

즉 운동과 스트레칭은 테스토스테론 분비를 촉진하는 효과가 있으며, 테스토스테론의 농도가 높아지면 근육도 잘 만들어진다.

상세한 것은 6장에서 설명하겠지만, 일본에서는 아직 바르는 약이나 붙이는 약 등의 호르몬제를 구하기가 쉽지 않다. 그런 만큼 테스토스테론이 줄어드는 것을 예방하기 위해서는 운동이나 스트레칭이 가장 좋다.

이런 운동을 매일 하면 근육량이 늘어나고 지방이 줄어든다. 게다가 칼슘의 흡수를 도와 골밀도도 높일 수 있다. 적당한 운동이 골밀도를 높인다는 것은 널리 알려진 사실이다. 운동은 뇌세포를 활성화시켜 치매 예방에도 도움이 된다.

식사·배설·착의 및 탈의·목욕·이동·기상 등 일상생활에 필요한 기본 동작을 'ADL Activities of Daily Lving'이라고 한다. 이는 고령자의 신체 활동 능력과 장애의 정도를 측정하는 지표가 되기도 한다. 평소에 적당한 운동을 해서 안드로겐을 유지하고 증가시키는 것이 ADL을 높이는 좋은 방법이다.

양파가
안드로겐을 증가시킨다?

일본 NHK 방송에서 LOH 증후군이 방영되었을 때, 안드로겐을 증가시키는 음식으로 양파가 언급되었다. 양파 진액을 쥐에게 4개월간 공급한 결과 혈중 테스토스테론 수치가 2배로 증가했다고 한다. 양파의 황함유 아미노산이 테스토스테론 합성을 유도했기 때문이다.

나는 아직 조사해 보지 않았지만 명확한 자료에 근거한 연구 결과이므로 신뢰할 만하다고 볼 수 있다. 다만 안드로겐을 증가시키기 위해서는 양파를 잘라서 바로 가열하는 것이 조리 포인트이다. 양파 속에는 자르고 나서 시간이 흐르면 황 함유 아미노산을 분해하는 효소가 있기 때문이다.

또한 황 함유 아미노산은 물에 잘 녹으므로 끓일 경우 국물도 함께 먹는 것이 좋다. 먹는 양은 하루에 반 개면 충분하다.

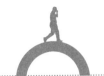

레드 와인의
레스베라트롤을 주목하라

자양 강장 작용으로 유명한 홍삼도 테스토스테론에 가까운 작용이 있어 테스토스테론 분비를 높이는 식품이라는 것이 밝혀졌다. 홍삼은 세포 내의 혈관을 확장하는 물질인 일산화질소를 만드는 효소를 활성화시켜 혈전을 억제하는 작용을 한다.

콩도 좋다. 콩에 함유된 이소플라본 isoflavone 은 몸속에서 여성호르몬의 에스트로겐과 같은 작용을 한다. 여성 갱년기장애의 각종 증상 및 생리 불순 개선에 효과적이다.

'안드로겐이 아닌데 괜찮을까?'라고 생각할 수도 있다. 그러나 안드로겐이 하는 작용의 일부는 에스트로겐으로 보충할 수 있다. 특히 뼈를 강하게 하고 혈관계 질병을 예방하는 데는 이소플라본이 효과적이다.

최근에 주목 받기 시작한 것이 레드 와인이다. 레드 와인에 함유된 폴리페놀 polyphenol 성분의 하나인 '레스베라트롤 resveratrol'도 안드로겐과 같은 효과를 낸다고 한다.

레드 와인이 각광 받는 이유는 강력한 항산화력에 있다. 생활습관병과 암, 노화의 원인이 되는 몸속 활성산소(프리 라디칼 free radical)를 제거하는 작용이 검증된 것이다. 또한 레스베라트롤은 인간이 지니고 있는 '시르투인 Sirtuin'이라고 불리는 장수 유전자를 활성화시키고, 에너지 효율을 높이며, 노화를 방지하여 건강하게 장수하는 데에도 도움이 된다.

> 레드 와인의 레스베라트롤은 강력한 항산화 작용으로 안드로겐 효과를 낸다.

레스베라트롤이 안드로겐에 어떻게 작용하는지는 아직 밝혀지지 않았다. 그러나 상호작용을 한다는 것은 인정 받고 있다. 아마도 레스베라트롤이 안드로겐의 효과를 높이는 작용을 하는 것이 아닐까 생각한다. 따라서 술을 좋아하는 사람은 맥주나 위스키보다 레드 와인을 마시는 것이 좋다.

참고로, 레스베라트롤은 포도 껍질이나 땅콩 껍질, 일본의 들판에 자생하는 식물 '호장 虎杖'에도 함유되어 있다.

항산화 물질을
섭취한다

안드로겐의 효과를 높여 주는 식사에서 가장 중요한 것은 항산화 작용이다. 항산화 작용을 하는 영양제를 섭취했더니 테스토스테론 수치가 높아졌다는 연구 결과가 있다.

항산화 작용이란 철이 녹스는 것처럼 인간의 몸이 녹스는 것을 방지하는 작용이다. 체내에서 산소는 영양소와 결합해서 'ATP adenosine triphosphate : 아데노신 3인산'라고 불리는 에너지원을 만드는데, 이 과정에서 활성산소가 만들어진다.

활성산소는 체내의 독성 및 세균을 분해하는 데 필요하다. 그런데 그 양이 많으면 몸속에서 처리하지 못하고, 정상적인 세포까지 공격하여 결과적으로 흰머리와 검버섯 등의 노화를 촉진해 암과 생활습관병을 유발하는 한 가지 요인이 된다. 또한 테스토스테론 분비를 저하시킨다.

이것이 산화의 메커니즘으로, 몸이 녹스는 과정이다. 몸이 녹스는 것을 방지하기 위해서는 항산화 물질을 함유한 식품을 섭취하는 것이 좋은 방법이다. 항산화 물질은 몸속에서 합성되지만 체외에서 섭취할 수 있는 것이 있다.

① 항산화 비타민
② 폴리페놀
③ 카로티노이드carotenoid

①은 비타민 A, 비타민 C, 비타민 E 등이다.

②는 앞서 말한 레스베라트롤과 콩에 함유된 이소플라본이 있다. 그 밖에 블루베리에 함유된 안토시아닌anthocyanin, 메밀의 루틴rutin, 녹차 성분의 카테킨catechin, 홍차 및 우롱차의 탄닌tannin 등이 있다.

③은 토마토에 함유된 리코펜lycopene과 체내에서 비타민 A로 변환되는 베타카로틴betacarotene 등으로, 건강에 좋은 식품 성분이라고 알려진 것들에 많이 있다.

이 밖에도 항산화 물질을 함유하는 식품을 살펴보면 일상에서 별 생각 없이 접하는 식품이 많다. 예를 들면 시금치, 당근, 피망, 파슬리,

호박, 토마토, 마늘, 청국장, 생강, 녹차, 등 푸른 생선, 닭고기, 소고기, 돼지의 간 등이다.

앞에서 언급한 안드로겐을 증가시키는 식품 가운데 양파와 콩, 레드 와인은 친숙한 것들이다. 그러나 이것들만 먹으면 편중된 식사로 안드로겐은 늘었지만 몸 상태는 크게 나아지지 않았다는 생각이 들 수도 있다.

따라서 채소와 고기, 생선 등 다양한 식품으로 균형 잡힌 식사를 해야 한다. 좋아하는 것을 맛있게 먹으면서 균형 잡힌 식사를 하는 것을 목표로 한다.

영양이 균형을 이룬 식사, 양이 조금 모자란 듯한 식사가 중요하다.

항산화 물질 섭취로 활성산소를 제거하는 것과 함께 불필요한 활성산소를 발생시키지 않는 것도 중요하다. 어떤 식품이든 먹으면 반드시 활성산소를 만들어 낸다. 다만 그 양을 줄이기 위해서는 먹는 양을 조절하는 수밖에 없다. 먹는 양을 줄이면 칼로리와 지방 섭취가 줄어서 자연스럽게 대사 증후군도 예방할 수 있다.

예부터 말하는 '조금 모자란 듯한 식사'가 건강의 기본이다.

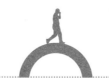

담배와 술을
멀리한다

안드로겐의 수치는 아침에 높고 밤이 되면서 낮아지는 하루의 리듬이 있다. 이 리듬을 흐트러뜨리지 않으려면 밤에는 부교감신경 우위의 상태로 만들고 잠을 잘 자는 것이 중요하다.

잠을 충분히 자지 못하면 안드로겐의 수치가 높아야 할 오전 중에 수치가 낮을 수 있다. 따라서 매일 적절하게 운동하는 것을 생활화해야 한다. 운동을 하면 숙면을 취할 수 있게 되고, 불면증을 개선하는 데도 도움이 된다.

흡연은 안드로겐 저하와 상관관계가 없으며, 금연으로 안드로겐이 증가한다는 연구 결과도 없다. 하지만 흡연은 산화를 촉진하고, 이것이 DNA에 손상을 주므로 암이나 심장병의 발병 위험을 높인다. LOH 증후군이 아니더라도 건강을 생각한다면 금연하는 것이 좋다.

한 잔의 술은 기분을 안정시켜 준다. 친구와의 대화를 즐겁게 하고 소통을 원활하게 하는 효과도 있다. 또한 레드 와인의 폴리페놀처럼 좋은 성분을 가지고 있는 술도 많다.

하지만 술을 많이 마시면 수면 장애나 간 기능장애, 대사 증후군의 원인이 되고, 간접적으로 남성호르몬 분비를 방해하게 된다. 적당한 음주는 건강에 좋지만 과도한 음주는 몸을 해친다.

안드로겐 수치를 유지하는 생활 포인트는 다음과 같다.

① 몰두할 수 있는 것, 좋아하는 취미를 갖는다.
② 자신을 지탱해 주는 가족 또는 친구와 우호적인 관계를 만든다.
③ 매일 적당한 운동을 하는 습관을 갖는다.
④ 영양이 균형을 이룬 식사를 하고 조금 모자라게 먹는다.
⑤ 가능하면 담배를 끊고, 술은 적당히 마신다.

내가 말한 것들이 옛날부터 건강에 좋다고 하는 것들뿐이어서 실망하는 사람이 있을지도 모른다. 경험에 의해 좋다고 알려진 것들이 현대 의학으로 증명된 것에 지나지 않을 수 있다.

사람들은 '이것만 하면……', '이것만 먹으면……'을 기대하지만, 안드로겐이 극단적으로 줄어들지 않는 (건강한) 생활은 의외로 단순하다.

방법이 단순하면 목표를 세우고 실천하기도 쉽다. 건강을 생각한다면 '일이 바빠서'라는 핑계를 버리고 자신에게 맞는 생활 방식을 찾아야 한다.

Late-Onset Hypogonadism syndrome

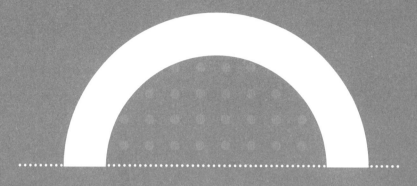

6장
문제가 생겼을 때
어떤 의사를 찾아야 할까

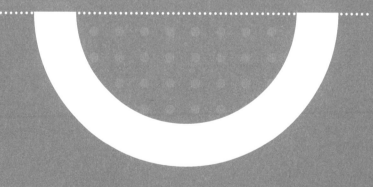

어떤 의료 기관을
선택할까?

5장에서 설명한 대로 안드로겐 분비를 촉진하는 생활을 해도 때때로
몸의 이상을 호소하게 된다.

'내가 LOH 증후군은 아닐까'라고 의심된다면 먼저 LOH 증후군 간
이 체크리스트와 AMS 체크리스트(73·75쪽)로 증상을 확인해 본다. 체
크 결과 점수가 높으면 병원에 가서 전문의와 상담해 보는 것이 좋다.

대부분의 LOH 증후군 환자들이 치료를 받기 위해 의료 기관을 방
문하는 것을 싫어한다. 자신의 병을 인정하고 싶지 않은 마음도 있을
것이다.

하지만 LOH 증후군은 특별한 질병이 아니다. 일본인 남성 중 600
만 명이 이 질병에 해당될 만큼 흔한 병이다. (우리나라의 40대 이상 남성의

144

2~3%, 50대의 12%, 60대의 19%, 70대의 28%, 80대의 49%가 갱년기 증상을 겪는다고 알려져 있다. - 대한남성갱년기학회 자료) 혈중 테스토스테론 수치가 낮고, LOH 증후군 증상에 해당하는 40세 이상의 남성이 그만큼 많다는 것이다.

이 책을 읽고, 체크리스트로 증상을 체크한 뒤 LOH 증후군에 해당된다고 생각하면 주저하지 말고 의료 기관을 방문해야 한다. 그렇다면 어떤 의료 기관을 선택하면 좋을까? 안타깝게도 아직 LOH 증후군을 전문적으로 다루는 병원은 많지 않다.

인터넷에서 '남성 갱년기' 'LOH 증후군'을 키워드로 검색하면 많은 의료 기관이 나온다. 그러나 여기서 자신의 증상에 맞는 진료를 하고 신뢰할 수 있는 의료 기관을 찾는 것은 쉽지 않다.

LOH 증후군을 비롯해 남성의학 연구를 위해 설립된 조직으로 '일본멘즈헬스의학회'(http://mens-health.jp)가 있는데, 나도 이 학회에 소속되어 있다. 이 일본멘즈헬스의학회의 관리를 맡고 있는 의사의 병원을 방문하는 것도 한 방법이다. 하지만 진료를 위해 두세 시간을 걸려 찾아가야 한다면 장기간에 걸친 치료를 할 수 없다. 먼저 자신이 살고 있는 집과 가까운 비뇨기과가 있는 병원에 문의해 보는 것이 좋다.

우리나라의 경우 대한남성과학회(http://www.andrology.or.kr)와 대한남성갱년기학회, 대한갱년기학회(http://www.koama.org/)가 있다.

LOH 증후군은
혈액검사로 알 수 있다

LOH 증후군일까, 아닐까?

이 판단에 중요한 기준이 되는 것이 혈중 테스토스테론 수치이다. 총 테스토스테론 중 체내에서의 생물학적 활성이 높고, 활동적으로 작용하는 테스토스테론을 '유리遊離 테스토스테론'이라고 한다. 이는 LOH 증후군 진단에서 가장 신뢰할 수 있는 지표이며, 그 양은 총 테스토스테론의 몇 % 정도이다.

혈액검사로 유리 테스토스테론 수치를 측정하고, 1mL당 8.5pg 미만이면 명백히 남성호르몬 수치가 낮은 것이다. 따라서 LOH 증후군일 가능성이 높다고 판단할 수 있다.

혈액검사 결과와 진찰을 통해 LOH 증후군에 해당하는 증상이 뚜렷하게 인정되면, 호르몬 보충 요법을 실시하라는 권유를 받는다. 혈액

검사는 오전(아침 7시에서 11시 사이)에 하는 것이 일반적이다. 하루 중 유리 테스토스테론 수치가 가장 높은 오전에 측정해서 정도가 낮으면 테스토스테론 분비가 부족하다고 볼 수 있기 때문이다.

검사 결과가 나오기까지는 며칠이 걸리므로 호르몬 보충 요법을 의사가 제안하는 것은 다음 진료 때가 된다. 특별히 서둘러야 하는 치료가 아니므로 실제로 호르몬 보충 요법을 실시할지 하지 않을지는 시간을 두고 판단해도 된다.

혈액검사 대신에 할 수 있는 테스토스테론 측정법으로 타액 검사가 있다. 호르몬은 혈액 외에 타액과 소변에도 포함되어 있다. 타액 중의 테스토스테론 수치는 혈액 중의 유리 테스토스테론 수치처럼 활성화된 테스토스테론 수치를 나타낸다. 대부분의 혈중 테스토스테론은 단백질과 결합되어 있어 수치를 정확히 측정하는 데 손이 많이 간다. 따라서 타액 검사가 더 정확하게 테스토스테론 수치를 측정할 수 있다.

남성 갱년기장애는 혈중 총 테스토스테론 수치를 측정하여 진단한다.

일본에서의 타액 검사는 LOH 증후군 연구의 일인자인 테이쿄대학병원帝京大学病院 비뇨기과 교수인 호리에 시게오堀江重朗 교수가 도입했다. 앞

표6 LOH 증후군으로 처방되는 남성호르몬제(일본)

일반명	테스토스테론 에난테이트 testosterone enanthate	테스토스테론
상품명	Enarmon depot	글로민
제형	근육 주사 125mg 1mL 250mg 1mL	연고
용량	1회 100mg을 7~10일 간격으로, 또는 1회 259mg을 2~4주 간격으로 근육주사	1일 2회 국소에 도포
부작용	간 기능장애 목소리 잠김·과민증 탈모·구토	배뇨 장애·지루성 습진

※ 일본에서는 '글로민' 이외에는 의사의 처방전이 있어야 구입할 수 있다.

으로 자료의 축적과 함께 타액에 의한 테스토스테론 수치의 측정이 확산될 것이라 생각된다. 그러나 현시점에서는 보험 적용이 되지 않고, 한 번의 검사료가 약 2만 엔 정도라는 것이 어려운 점이다.

한편, 우리나라에서는 타액 검사가 상용화되어 있지 않다. 현재 우리나라에서 남성 갱년기장애를 진단하는 방법으로 혈중 총 테스토스테론 검사를 가장 많이 하고, 이 밖에 SHBG Sex Hormone Binding Globulin를 동시에 측정하여 유리 테스토스테론을 계산하거나, 직접 유리 테스토스테론을 측정하기도 한다. 검사 비용은 2만 원 정도가 소요되고, 검사를 외부 병원에 의뢰하면 결과를 확인할 때까지 며칠이 걸리기도 한다.

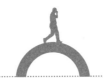

주사 이외의
호르몬 보충 요법

호르몬 보충 요법으로는 주로 근육주사가 실시된다(표6). 2주에 1회 정도 테스토스테론을 주사하여 농도를 높이는 치료법으로, 일본에서는 건강보험의 적용을 받을 수 있다. (우리나라에서는 먹는 약만 건강보험의 적용 대상이다.)

이 치료법으로 초조함·피로감·심장 떨림·발한·ED 등 LOH 증후군 증상이 개선되는 경우가 많다. 다만 주사로 호르몬을 보충하는 방법에도 단점은 있다. 효과가 10~14일 정도밖에 지속되지 않는다는 점이다. 주사를 맞은 직후에는 호르몬 농도가 한 번에 상승하지만, 그때부터 서서히 감소하여 4주가 지나면 보충한 양이 소진된다. 이 때문에 2주에 1회 정도 주사를 맞아야 하는데, 주사를 맞은 직후에는 테스토스테론 과잉 상태가 된다.

앞에서도 말했지만 테스토스테론 수치는 오전 중에 높고 밤에 감소하는 리듬이 있으므로, 테스토스테론도 생리 리듬에 맞게 안정시켜 가는 것이 좋다.

원래 매일 1회 정도 바르는 약이나 붙이는 약으로 보충하는 것이 가장 좋지만, 현재 일본에서 인가받은 바르는 약은 '글로민'밖에 없다. 글로민은 의사의 처방 없이 구입해서 사용할 수 있지만 판매하는 약국은 한정되어 있다.

미국과 유럽에서는 '테스토스테론 겔'이라고 총칭하여 바르는 약과 붙이는 약이 다양하게 판매되고 있고, 미국에서는 수백만 명이 이를 이용한다고 한다. 일본과 차이가 확연한데 이것은 문화 및 가치관의 차이가 많은 영향을 미치는 것 같다.

미국과 유럽 사람들은 쇠약해지는 것에 대해 저항하는 마음이 크고 안티에이징 대처에도 적극적이다. 호르몬 저하와 함께 근육과 성기의 기능이 쇠퇴한다는 현실을 본인 스스로 용납하기 어려운 것이다.

여성도 마찬가지다. 폐경 후에 찾아오는 갱년기장애를 해결하기 위해 호르몬 보충 요법을 최초로 도입한 것도 서구 사회였다.

이에 비해 동양의 문화권에서는 늙어 가는 것을 호의적으로 받아들이는 문화적 배경이 있다. 예를 들어 일본식 감성은 '와비わび: 조용한 생활의 정취를 즐김', '사비さび: 한적하고 수수함'에서 가치를 찾는다. 이런 감성은 늙어 가는 것을 자연의 현상으로 받아들이려는 가치관과 연결된다.

한편 일본 이외의 아시아 여러 나라에서도 테스토스테론 겔이 보급

되고 있다. 대만이나 동남아시아 각국에서 이용자가 급증하고 있다.

테스토스테론 겔은 바르거나 붙이는 것이므로 주사를 맞을 때 느끼는 통증도 겪지 않고 집에서 쉽게 사용할 수 있다. 매일 보충하므로 테스토스테론의 혈중 농도도 주사에 비해 안정적이다.

현재 일본에서는 인터넷을 통해 개인이 수입한 것을 구하는 방법밖에는 없다. 당연히 보험 적용 대상도 아니다. 그리고 이런 경우에도 반드시 전문의와 상담한 후에 사용하는 것이 안전하다.

나는 개인이 테스토스테론 겔을 구입하는 것을 추천하지 않지만 다음과 같은 조언은 해 줄 수 있다. '구입하든 하지 않든 그것은 개인의 판단이다. 하지만 전문 기관에서 치료를 관리하고, 사용 빈도와 양에 대해서 조언을 받아 정기적으로 테스토스테론 수치를 측정해야 한다.'

가장 위험한 것은 증상 개선 효과가 적다고 사용량을 늘리는 것이다. 혈중 테스토스테론 농도가 상승한다고 해서 모든 것이 개선되어 몸이 건강해지는 것은 절대 아니다. 호르몬을 투여한 후의 효과는 개인차가 있다. 반드시 정해진 양을 지켜야 한다.

현재 우리나라에서 남성호르몬 보충 치료제는 먹는 약, 주사제, 피부에 바르는 젤 타입과 패치 네 가지가 있다.

먹는 약(경구 약)으로는 '안드리올테스토캡스' 등이 있다. 먹는 약은 식사 중에 복용해야 하고, 채식 위주로 식사를 하는 경우 흡수율이 낮다는 단점이 있다.

우리나라에서 근육 주사제로 사용되는 대표적인 것으로 예나스테론 testosterone enanthate, 시피온산테스토스테론 testosterone cypionate, 또는 데포-테스토스테론 Depo-Testosterone 이 있다. 주사제는 3~4주 간격으로 주사하는데, 최근에 시판된 테스토스테론운데카데노에이트 testosteron undecanoate : 상품명 '네비도'는 효과가 3개월간 지속되므로 1년에 4번만 주사하면 된다.

> 우리나라
> 남성호르몬
> 보충 치료제로는
> 먹는 약·주사·젤·패치
> 네 가지가 있다.

피부에 바르는 '테스토겔 Testo Gel 1%'와 피부에 붙이는 패치형 '테스토덤 testoderm'은 간편하고 흡수율이 높다는 장점이 있는 반면, 드물게 피부 트러블이 발생한다.

우리나라의 남성 갱년기장애 보험 적용 여부는 환자의 질병 증상의 정도와 진료 결과에 따라 보험 적용을 판단한다. 남성 갱년기로 인해서 나타나는 피로감, 심장 떨림 같은 증상이 업무와 일상생활에 지장이 있을 경우에만 보험 적용이 된다.

우리나라의 남성호르몬제의 보충 판단 여부는 반드시 의사의 진료와 검사를 통해 이루어져야 하며, 보충제의 구입 또한 처방전 없이는

표7 LOH 증후군으로 처방되는 남성호르몬제(우리나라)

상품명	투여 방법	투여 횟수	보험 적용 여부	제약 회사
안드리올테스토캡스 연질캡슐	먹는 약	1일 2회	제한적 급여*	한국엠에스디
예나스테론 주 (에난토산 테스토스테론)	근육주사	2~3주에 1회	비급여	제이텍바이오젠
데포남성주200mg (시피온산테스토스테론)	근육주사	2~4주에 1회	급여	한국화이자제약
네비도 주 (테스토스테론운데카데 노에이트)	근육주사	3개월에 1회	비급여	바이엘코리아
테스토겔 1%	바르는 약	1일 1회	비급여	한미약품

* 안드리올테스토캡스연질캡슐은 총 테스토스테론 수치가 2ug/mL일 때만 급여
※ 위 자료는 건강보험심사평가원 2013년 6월 자료로 작성함

구입할 수 없다.

테스토스테론은 운동선수의 도핑 doping 규제 대상에도 해당된다. 도핑으로 실격이 된 올림픽 선수들이 사용하는 것은 작용 시간이 짧은 테스토스테론이 아니다. 대체 물질로 개발된 '아나볼릭 스테로이드 anabolic steroid'와 같은 근육 증강제였지만 테스토스테론도 많이 섭취하면 당연히 폐해가 있다. 부작용으로 간 기능장애 및 다혈증 등이 나타나며 심장에도 손상을 일으킬 수 있다.

젊은이들이 이른바 '몸짱'으로 보이려고 테스토스테론을 남용하여 몸에 손상을 입히고, 동맥경화가 진행됐다는 사례도 있다. 특히 가장 문제가 되는 것은 정자 생성 저하와 관련된 남성 불임이다.

외부에서 남성호르몬을 보충하면 고환에서 남성호르몬 합성에 이상이 생겨 무정자증이 발생할 수 있다. 호르몬 투여를 중단하면 다시 정자를 생성할 수 있지만, 투여 전 상태까지 회복되지 않는 경우도 있어 주의가 필요하다.

테스토스테론 수치가 낮은 것도 문제지만 너무 높아도 신체 기능에 문제가 일어난다. 반드시 의사와 상담해 적당량을 투여하고, 정기적인 검사와 함께 이상이 있을 경우 바로 중지해야 한다. 적절한 투여량이라면 부작용은 없다고 봐도 된다.

호르몬 보충은
언제까지 해야 하나?

호르몬 보충 요법에 대해 환자들에게서 자주 받는 질문이 있다. 보충 요법을 시작하면 평생 계속해야 하느냐는 것이다.

증상이 개선되는 정도에 따라 다르지만 반드시 계속해야 할 필요는 없다. 우울증인 사람이 평생 동안 항우울증 약을 복용하지 않아도 되는 것처럼 호르몬 보충 요법도 개선 정도에 따라 양을 줄여 나가야 한다. 최종적으로는 보충할 필요가 없어지는 경우가 많다.

LOH 증후군이 아니어도 호르몬은 나이가 들면서 자연스럽게 줄어든다. 문제가 되는 것은 스트레스 등이 원인이 되어 안드로겐이 지속적으로 감소하는 경우이다. 병의 원인이 제거되고 증상이 개선되면 호르몬 보충 요법도 그 시점에서 종료하는 것이 이상적이다.

한 사례로, 구조 조정 위기에 직면해서 고민하던 남성이 있었다. 그는 스스로 회사를 그만두고 제2의 인생을 시작한 순간 LOH 증후군이 개선되어 호르몬 농도가 평상시와 같아졌다.

호르몬 보충 요법은 일반적인 안드로겐 감소 속도에서 크게 벗어난 사람이 원래의 상태로 돌아오도록 돕는 것이다. 앞에서도 여러 번 강조했지만 호르몬은 나이가 들면서 자연스럽게 줄어든다.

이런 현실을 직시하고, 호르몬 보충을 언제까지 실시할지 결정하는 것은 본인 몫이다. 호르몬 감소 속도를 줄이고 건강한 상태를 유지하기 위해서는 부작용 걱정이 없는 범위 내에서 호르몬을 보충하는 것이 좋다. 이는 반드시 의사와 상담해야 한다.

병원에 오는 환자 중에 70세가 넘었는데도 성관계를 지속하는 남성이 있었다. 그는 '여성과 잠자리를 하지 않으면 사는 의미가 없다.'라고 말할 정도였다. 하지만 그 역시도 LOH 증후군으로 인해 성 기능이 저하되었고, 주사에 의한 호르몬 보충 요법으로 테스토스테론 수치를 높여 주자 성 기능이 회복되었다.

이 환자는 그 뒤로도 호르몬 보충 요법을 계속하고 있다. 이 남성은 평생 호르몬 보충을 계속할 것 같다.

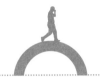

변화를 점검하면서
호르몬 보충량을 정한다

호르몬 보충을 줄이면서 최종적으로는 끊는 것이 이상적이라면, 그 판단 역시 테스토스테론의 혈중 농도를 보고 하는 것이 좋다. 기준은 1mL당 8.5pg 이지만 문제는 어느 시점에 측정하느냐이다.

호르몬 보충을 주사로 하고 있다면, 주사를 맞고 나서 일주일째에 측정해야 할까, 아니면 2주째에 해야 할까? 2주 동안 변동이 있을 뿐만 아니라 하루 중에도 테스토스테론 수치는 변한다. 오전에 측정했을 때는 9pg이 넘다가도 밤에 측정하면 6pg에도 미치지 않는 경우가 있다. 그러므로 측정하는 시간을 정확히 정해 놓고 주사를 맞기 전과 맞은 후의 수치를 비교해서 판단해야 한다.

테스토스테론 겔도 마찬가지다. 테이쿄 대학의 호리에 교수는 바르는 약의 도입 당시 환자를 입원하게 했다고 한다. 시간이 경과함에 따라 테스토스테론 수치가 어떻게 변하는지 채혈로 조사하고, 그 결과에 따라 적절한 양을 정하는 것이 목적이었다. 현재는 입원을 요구하는 병원은 없지만 '매일 오전 10시에 채혈합니다.'라고 미리 알려 준다.

테스토스테론 수치가 가장 높은 때를 볼 것인지, 아니면 가장 낮은 때를 볼 것인지 정하고, 그것을 관찰하면서 호르몬 보충을 늘리거나 줄이는 것이다. 조금 귀찮아도 안전하게 사용하고 최종적으로 끊기 위해서는 반드시 필요한 과정이다.

주사나 젤 등 양약에 의한 호르몬 보충에 거부감이 있다면 한의사와 의논하여 한방약의 도움을 받는 것도 좋다. 일본의 경우, 계지가용골모려탕桂枝加龍骨牡蠣湯, 팔미지황환八味地黃丸 등의 한방약이 주로 쓰인다. 계지가용골모려탕은 힘이 없고 쉽게 피곤을 느끼거나 신경쇠약, ED, 성 문제와 관련된 노이로제 등에 사용된다. 팔미지황환은 중년기 남성의 피로감, 권태 등에 효과가 있다. (우리나라와 일본의 한방약 기준은 차이가 있으므로 전문가와 상의하는 것이 좋다. – 편집자 주)

우리나라에서도 혈중 테스토스테론의 하루 중 변동을 고려해 오전 7~11시에 채혈하는 것을 권장한다. 하지만 남성이 나이가 들면 테스토스테론의 하루 중 변동이 사라지기도 해서 오전과 오후의 차이가 없는 경우도 많다. 또한 처음 채혈 때 혈중 테스토스테론 수치가 낮아도 재검사에서 정성으로 나타나기도 하므로, 남성 갱년기 진단 시에는 최소 두 번은 테스토스테론을 측정해야 한다.

새로운 인생의
시작

LOH 증후군이 문제가 되는 것은 왕성하게 일해야 할 40~50대에게 찾아오기 때문이다. 어느때부터인가 초조해지면서 무기력감이 들기 시작하더니, 집중력이 떨어져 신문을 읽어도 내용 파악이 쉽지 않게 된다.

더구나 이런 증상이 나이와 함께 찾아오는 병이라는 사실을 알지 못하기 때문에 문제를 해결하기 위해 노력하지도 않는다. 결국 무기력한 자신을 몰아붙임으로써 증상이 더욱 악화되고 스트레스가 신체를 해쳐 안드로겐이 줄어드는 것이다.

안드로겐이 줄어들면 뇌경색이나 심근경색 등의 생활습관병이 악화되고, 심하면 치매로도 연결된다. 악순환이 되풀이되는 것이다.

LOH 증후군에는 '남성 갱년기'라는 말이 뒤따른다. 갱년기의 '갱(更)'자에는 '다시', '새로워지다'라는 뜻이 있다. 즉 갱년기는 인생의 새로운 시기라고 해석할 수 있다. 40~50대를 육체가 쇠약해지는 시기로 받아들이지 말고, 새로운 인생이 시작된다고 긍정적으로 받아들이는 것이다.

갱년기의 가장 큰 문제는 신체의 변화가 급격히 찾아오는 경우이다. 그런 경우에는 혼자서 이겨 내려 고민하지 말고, 병원에 가서 전문의와 상담하는 것이 좋다. 같은 고민을 하는 사람이 매우 많다.

> 테스토스테론만 보충해도 증상이 개선된다.

병원에서 테스토스테론 혈중 농도를 측정하는 것만으로도 좋은 방법을 찾을 수 있다. 부족하면 보충하면 되는 것이다. 이것만으로도 많은 사람들이 건강을 회복했고, 식이요법이나 운동을 통해서 테스토스테론 수치를 높일 수도 있다.

40~50대는 잠시 멈춰 서서 내면의 소리에 귀를 기울여 보는 시기라고 생각하면 어떨까? 가만히 귀를 기울이면 지금까지 들리지 않았던 몸과 마음의 작은 소리가 들려올 것이다.

호르몬 보충 요법으로 활력과 ED까지 개선

B씨(62세)는 주류 판매 자영업을 하고 있으며, 조금 통통한 체형이다. B씨는 언제부터인지 몸 상태가 좋지 않고 기분이 우울했다. 성욕도 이전에 비해 상당히 떨어져서 ED라는 것을 자각하고 있었다. 나이 탓이라고 여겼지만 한편으로는 의욕이 없고 우울한 날들을 어떻게든 개선하고 싶은 마음도 있었다. 그때 잡지 기사에서 LOH 증후군을 알게 되어 나를 찾아와 외래 진료를 받았다.

B씨는 잡지 기사에 실린 'AMS 체크리스트'로 확인한 체크리스트를 지참하고 병원을 방문했다. 점수가 62점이어서 중간이라고 생각했는데, 실제로 혈중 테스토스테론의 양은 6pg/mL으로 낮은 편이었다. 그에게 호르몬 보충 요법에 대해 설명하자 효과를 반신반의하는 듯했다.

가벼운 마음으로 시도해 보고, 그래도 효과가 없으면 다른 방법을 찾아보자고 하자, 그제야 한 번 해 보겠다고 결심했다. B씨는 2주에 한 번 내원해서 테스토스테론 주사를 맞았다. ED를 자각하고 있었으므로 비아그라도 동시에 처방했다.

보충 요법을 시작하고 1개월째 진료에서 AMS 점수가 32점까지 회복되었으며, 혈중 테스토스테론 수치도 12pg/mL까지 상승했다. 2개월째에는 AMS 점수가 22점으로 정상 범위로 진입했다. 그 뒤로 테스토스테론 수치는 안정적으로 유지되었다.

바쁜 탓인지 몇 개월 만에 진료를 받으러 온 B씨가 "요즘 감기 기운으로 미열이 계속 납니다."라고 했다. 혈중 테스토스테론 수치를 측정해 보았더니 7pg/mL이었다. 감기 기운 때문이 아니라 테스토스테론 수치가 다시 낮아져서 몸 상태가 나쁘다고 느껴진 것이다.

실제로 오랜만에 테스토스테론 주사를 맞자 몸 상태가 좋아져서 건강한 생활을 할 수 있게 되었다. 처음 몇 번의 진료에서는 비아그라 처방을 원했지만, 혈중 테스토스테론 수치가 상승함에 따라 ED도 개선되고 비아그라도 필요하지 않게 되었다.

B씨는 아직 호르몬 보충 요법을 줄일 단계가 아닌 것 같아서 본인이 원하는 한 계속하려고 한다.

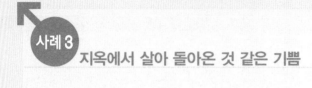

지옥에서 살아 돌아온 것 같은 기쁨

　외국에 자주 드나드는 무역업자 C씨(72세)는 언제부터인지 몸 상태가 불편하고 우울해지는 날이 늘어났다. 일에 대한 의욕도 줄어들고 체력도 부쩍 떨어졌다. 성욕도 감퇴되어 외국에 나가 있는 아내와의 잠자리도 싫어졌다. 피로가 심해지자 '나도 전성기가 지난 걸까?'라는 생각이 들어 더욱 우울해졌다.

　한편으로는 중병이 의심되어 병원을 찾았다. 처음에는 암을 의심해서 CT 검사를 실시했고, 마음의 병인가 싶어 신경정신과 진료도 받아 보았다.

　여러 검사 결과 별 이상이 없었다. 아무래도 호르몬 문제인 듯싶어 내분비과에서 비타민제 처방을 받았지만 개선되지 않았다. '자율신경실조증'이라는 진단이 나왔는데, 개선 방법을 찾지 못해 자살까지 생각할 정도였다.

　그렇게 3년간 의료 기관을 찾아 헤매다가 우연히 내가 출연한 방송을 보고 남성호르몬이 줄어들면 몸과 마음에 이상을 일으킨다는 사실을 알게 되어 나를 찾아왔다.

　C씨의 혈중 테스토스테론 수치는 7.6pg/mL으로 LOH 증후군

이 의심되었지만 외국을 자주 오가는 그의 직업상 외래환자로 진료하기가 쉽지 않았다. 그래서 그의 주치의에게 LOH 증후군 치료인 테스토스테론 보충 요법을 제안했고, 그 결과 C씨는 주치의에게 2주에 한 번 테스토스테론 주사를 맞는 한편, 3개월에 한 번씩 나에게도 진료를 받게 되었다.

2개월이 지나자 C씨는 정신적·육체적으로 건강을 회복했다. 그는 "지금까지 일어난 일이 대체 뭐였을까요? 선생님을 만나지 않았다면 저는 죽었을지도 모릅니다. 지옥에서 살아 돌아온 듯해요."라고 하면서 기뻐했다.

순조롭게 호르몬 보충 요법을 계속하고 있는 것으로 생각했는데, 어느 날 C씨는 성욕이 감퇴되었음을 호소했다. 나이가 있어 어쩔 수 없다고 설명했지만 C씨의 바람대로 테스토스테론 주사량을 늘리기로 했다. 그러자 성욕이 다시 회복되었다.

호르몬 보충 요법을 실시해도 PSA 수치가 상승하지는 않았지만 C씨는 원래 PSA 수치가 높으므로 PSA 수치와 증상을 주시하며 주사량을 계속 조절하고 있다.

이유 없이 화가 나고
피곤하고
우울하고
무기력할 때

.
.
.

원인을 찾지 못해 불안해하면서
이 병원 저 병원을 헤매 다니진 않으시나요?

남성도 갱년기장애를 겪습니다.

알기 쉽고 유쾌한 비뇨기과 이야기
http://blog.naver.com/enjoyuro

여성이 갱년기장애를 겪는 것처럼

우리나라 중년 남성 10명 가운데

7명은 갱년기장애를 겪고 있습니다.

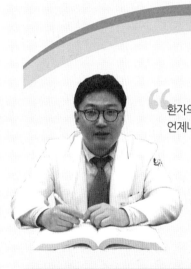

" 환자의 마음을 먼저 생각하는 기본에 충실한 비뇨기과!
언제나 유쾌한 당신의 비뇨기 주치의가 되겠습니다. **"**

현재 유쾌한비뇨기과 원장, 경희의료원 비뇨기과 외래 교수로
활동하고 있으며, 강남자이병원 불임센터 진료과장을 지냈습니다. 병원뿐 아니라 언론의 남성비뇨기과 질환 관련 자문을
통해서도 **이지한 원장**을 만날 수 있습니다.